I0767196

Yoga para la Tercera Edad

Posturas y estiramientos para un bienestar óptimo

Índice de Contenidos

INTRODUCCIÓN...1
CAPÍTULO 1: ¿QUÉ ES EL YOGA Y POR QUÉ DEBERÍA PRACTICARLO?...3
CAPÍTULO 2: CÓMO PREPARARSE PARA EL YOGA.................................17
CAPÍTULO 3: EMPEZANDO POR LA RESPIRACIÓN (PRANAYAMA).........35
CAPÍTULO 4: ESTIRAMIENTOS DE YOGA..47
CAPÍTULO 5: POSTURAS EN POSICIÓN SENTADA..................................54
CAPÍTULO 6: POSTURAS TUMBADAS..58
CAPÍTULO 7: POSTURAS DE PIE..65
CAPÍTULO 8: SALUDOS AL SOL...74
CAPÍTULO 9: YOGA PARA CONDICIONES ESPECÍFICAS.........................78
BONUS: RUTINAS Y SECUENCIAS DIARIAS DE YOGA...........................123
VEA MÁS LIBROS ESCRITOS POR SCOTT HAMRICK..............................134

Introducción

Envejecer es una parte natural y hermosa de la vida, pero también puede plantear sus propios retos. A medida que envejecemos, nuestro cuerpo cambia y podemos encontrarnos con problemas como una menor flexibilidad, dolor en las articulaciones y estrés. Por estas razones, el yoga se convierte en un inestimable compañero de viaje.

El yoga se practica desde hace siglos, se originó en la antigua India como un enfoque holístico para armonizar el cuerpo, la mente y el espíritu. Sus beneficios están bien documentados, desde la mejora de la flexibilidad y la fuerza hasta la reducción del estrés y el aumento de la claridad mental. Aunque el yoga goza de popularidad entre personas de todas las edades, este libro aborda específicamente las necesidades y retos únicos a los que se enfrentan las personas mayores.

Tanto si es principiante como si tiene alguna experiencia con el yoga, este libro es su compañero de confianza en la senda hacia un bienestar óptimo. Hemos seleccionado cuidadosamente una serie de posturas y estiramientos seguros, suaves y eficaces para las personas mayores, teniendo en cuenta varios niveles de flexibilidad y movilidad. Desde posturas sentadas hasta flujos suaves, cada movimiento se explica en detalle, con **instrucciones** claras e ilustraciones de acompañamiento que le guiarán paso a paso.

Pero este libro va más allá de enseñar sólo las posturas físicas. Se adentra en los aspectos más profundos del yoga, explorando las técnicas de respiración y meditación que pueden mejorar la claridad mental, reducir el estrés y favorecer el equilibrio emocional. A través de este enfoque holístico, aprenderá como cultivar la armonía en su interior, lo que le proporcionará una mayor sensación de bienestar general.

Y aquí llega la mejor parte: no necesitará ningún equipamiento sofisticado ni caras suscripciones de gimnasio. Todo lo que necesita es a sí mismo y un compromiso de constancia. Sólo una práctica de yoga de 20 minutos al día, complementada con un descanso adecuado y una dieta equilibrada, puede transformar su cuerpo y su vida.

Y es que lo más difícil no es el aspecto físico de la reconstrucción de la fuerza —es mantener la motivación y la constancia para seguir adelante. La mente suele percibir esta nueva actividad como extraña y desconocida, resistiéndose al cambio e inventando excusas para evitarlo. Sin embargo, una vez que supere esas barreras mentales y se comprometa con su práctica de yoga, abrirá un camino hacia el éxito sin esfuerzo y los beneficios a largo plazo.

En los siguientes capítulos de este libro, conocerá todos los aspectos del fortalecimiento, aliviar el dolor muscular, y alimentar su conexión mente-cuerpo a través del yoga. Además, exploraremos la psicología que hay detrás de la constancia, dotándole de estrategias para persuadir a su mente y establecer el hábito de practicar yoga para toda la vida.

Entonces, ¿está listo para embarcarse en un viaje de fuerza, vitalidad y bienestar óptimo? Si es así, sumerjámonos en el mundo transformador del yoga y desbloquee el potencial ilimitado que lleva dentro.

Recordatorio: El objetivo principal de este libro es proporcionar información e impartir conocimientos a sus lectores. NO está diseñado para sustituir el tratamiento de dolencias ni los diagnósticos médicos. NO confíe en este libro como medio de autodiagnóstico o autotratamiento. Es crucial que consulte a su médico antes de tomar cualquier medicamento, alterar sus hábitos dietéticos o incorporar el ejercicio a su régimen diario.

Capítulo 1: ¿Qué es el yoga y por qué debería practicarlo?

El yoga surgió hace miles de años en la India. La propia palabra "yoga" significa unión o conexión.

Representa a la idea de conectar el yo individual con la conciencia universal. El yoga incorpora diversas técnicas, como asanas (posturas físicas), Pranayama (ejercicios respiratorios) y meditación. La combinación de estas prácticas crea una poderosa sinergia que puede beneficiarle de numerosas formas.

El yoga y la salud física

El dolor articular y muscular puede repercutir significativamente en la calidad de vida de las personas mayores, afectando a su movilidad, independencia y calidad de vida en general. Por lo tanto, es importante comprender las razones que están detrás de estos problemas comunes para controlar y aliviar eficazmente el dolor.

La artrosis es la principal causa de dolor articular en las personas de la tercera edad. Según un estudio publicado en la revista *"Envejecimiento y Salud"*, aproximadamente el 33% de las personas mayores de 65 años experimentan los síntomas de la artrosis. Esta enfermedad degenerativa se produce cuando el cartílago protector entre las articulaciones se desgasta gradualmente, provocando dolor, rigidez e hinchazón.

Los suaves movimientos y estiramientos comunes del yoga pueden ayudar a mejorar la flexibilidad articular y el rango de movimiento. Las posturas de yoga denominadas "gato/vaca" o "puente", se centran en articulaciones específicas, fomentando la movilidad y reduciendo la rigidez. Estas posturas también fortalecen los músculos que rodean las articulaciones, proporcionando un mayor apoyo y estabilidad.

Aunque la artrosis es más frecuente, la artritis reumatoide también afecta a un número significativo de personas mayores. Alrededor del 2% de las personas mayores de 65 años padecen artritis reumatoide. A diferencia de la artrosis, la artritis reumatoide es un trastorno autoinmune que provoca que el sistema inmunitario ataque las articulaciones, lo que se manifiesta en dolor, inflamación y deformidad articular. El diagnóstico precoz, la medicación y las modificaciones del estilo de vida, como el ejercicio regular de yoga y una dieta sana, pueden ayudar a controlar los síntomas.

El yoga puede ayudar a las personas mayores con artritis reumatoide con el fortalecimiento de los músculos que rodean las articulaciones. Unos músculos fuertes proporcionan un mejor apoyo a las articulaciones y pueden aliviar parte del estrés y la tensión que estas soportan.

Es importante que las personas que padecen artrosis y artritis reumatoide aborden el yoga con precaución, eligiendo aquellas posturas más adecuadas y que se adapten a sus capacidades y limitaciones. Los estilos de yoga suaves, como el Hatha o el Yoga Restaurativo (explicados en el capítulo 2), se suelen recomendar para las personas con dichas afecciones. Estos estilos hacen hincapié en los movimientos lentos y controlados y ofrecen modificaciones para adaptarse a las necesidades individuales.

Las distensiones musculares y los esguinces también presentan un gran problema. Se suelen producir por movimientos bruscos, sobreesfuerzos o accidentes. Las personas de la tercera edad pueden sufrir estas dolorosas lesiones con mayor frecuencia debido a la reducción de su masa y su fuerza muscular.

Una de las principales formas en que el yoga puede ayudarle con las distensiones musculares y los esguinces es favoreciendo el estiramiento suave y el fortalecimiento de los músculos. Las posturas de yoga, también denominadas asanas, se centran en elongar y liberar los músculos tensos, permitiendo que se relajen y sanen. Los estiramientos suaves pueden ayudar a aumentar la flexibilidad y reducir la rigidez muscular, lo que a su vez puede aliviar el dolor propio del envejecimiento.

Además, el yoga puede ayudarle a desarrollar un mayor sentido de la conciencia de su cuerpo. Prestando atención a su cuerpo durante la práctica del yoga, puede aprender a identificar cualquier zona de incomodidad o tensión. Esta concienciación puede ayudarle a prevenir nuevas lesiones o incluso caídas con riesgo mortal.

Según los Centros para el Control y la Prevención de Enfermedades (CDC), las caídas son la principal causa de lesiones entre las personas mayores: una de cada cuatro personas mayores de 65 años sufre al menos una caída al año. Estas caídas pueden provocar fracturas, traumatismos o lesiones craneales y pérdida de independencia.

Diversos estudios han demostrado que los ejercicios dirigidos al equilibrio, la flexibilidad y la fuerza pueden reducir el riesgo de caídas hasta en un 40% en las personas mayores. Los ejercicios de estiramiento, como el yoga o las rutinas de estiramientos suaves, ayudan a mantener la flexibilidad de los músculos flexibles, previniendo la rigidez.

Uno de los aspectos clave del yoga que favorece la estabilidad y el equilibrio es su énfasis en el fortalecimiento de los músculos centrales. Los músculos centrales, que incluyen los abdominales, la espalda y el suelo pélvico, desempeñan un papel vital en el mantenimiento de la estabilidad y el equilibrio. Fortalecer dichos músculos puede ayudarle a mantener una postura erguida y evitar caídas.

Otra de las formas en las que el yoga beneficia a las personas mayores es reduciendo la inflamación del cuerpo. La inflamación crónica se suele asociar con el dolor articular y puede empeorar afecciones ya existentes como la artritis. Un estudio publicado en la *"Revista de Reumatología"* descubrió que el yoga reduce los marcadores inflamatorios en la sangre de los ancianos con artritis. Al reducir la inflamación, el yoga contribuye a aliviar el dolor y favorecer la salud de las articulaciones.

Es importante tener en cuenta que siempre se debe consultar con un profesional sanitario antes de iniciar cualquier nuevo programa de ejercicios, incluyendo el yoga. Un instructor de yoga cualificado también podría orientarle sobre las modificaciones y adaptaciones adecuadas para garantizar la seguridad y la eficacia. Puede orientarle sobre las modificaciones y adaptaciones adecuadas de las posturas para que se ajusten a sus necesidades y limitaciones concretas.

Sin embargo, los dolores articulares y musculares no son la única limitación física que experimentan las personas mayores. A medida que envejecemos, nuestro organismo experimenta diversos cambios, entre los que se incluyen las alteraciones de la tensión arterial. La presión arterial alta, también conocida como hipertensión, fue reconocida hace tiempo como un problema de salud.

Sin embargo, la disminución de la presión arterial, a menudo denominada hipotensión, también es un problema importante entre las personas mayores. Según el Instituto Nacional sobre el Envejecimiento, aproximadamente 1 de cada 3 personas mayores experimenta episodios de tensión arterial baja. Esta ratio de frecuencia aumenta con la edad, por lo que es un tema crucial que debería conocer.

La tensión arterial baja puede tener diversas consecuencias para su salud. Le puede provocar mareos, desmayos y un mayor riesgo de caídas, con el consiguiente riesgo de sufrir lesiones mortales. Además, la disminución del flujo sanguíneo a órganos vitales como el cerebro y el corazón puede provocar síntomas tales como confusión, fatiga e incluso dolores torácicos.

El ejercicio regular, aprobado por un profesional sanitario, puede ayudar a mejorar la salud cardiovascular y a favorecer el flujo sanguíneo. Según un estudio reciente, los participantes que practicaron yoga durante doce semanas experimentaron una notable disminución de la presión arterial tanto sistólica como diastólica. Otro estudio reveló que el yoga, cuando se practica durante seis meses, tiene como resultado una reducción significativa de la tensión arterial y una mejora de la calidad de vida entre los hipertensos de la tercera edad.

El efecto del yoga sobre la presión arterial se puede atribuir a varios factores. Un mecanismo importante es su capacidad para reducir el estrés. Se sabe que el estrés crónico eleva la tensión arterial, y el énfasis que pone el yoga en las técnicas de relajación y la respiración controlada puede ayudarle a gestionar mejor sus niveles de estrés.

Es esencial que las personas mayores aborden el yoga de una manera segura y personalizada. Son muy recomendables las clases de yoga suaves para principiantes, centradas en ejercicios de respiración, estiramientos suaves y técnicas de relajación. Comenzando despacio y aumentando gradualmente la duración y la intensidad de su práctica, podrá experimentar con seguridad los beneficios del yoga.

El yoga también puede ser beneficioso para quienes padecen diabetes o experimentan síntomas de prediabetes. La diabetes es una enfermedad muy extendida, sobre todo entre las personas mayores. Aproximadamente el 26% de los estadounidenses mayores de 65 años padecen diabetes. Esto significa que al menos una de cada cuatro personas mayores se enfrenta al reto de controlar sus niveles de azúcar en sangre. Sin embargo, con los conocimientos y cuidados adecuados, cualquier persona puede llevar una vida sana y satisfactoria a pesar de tener un diagnóstico de diabetes.

La práctica regular de yoga puede reducir significativamente los niveles de glucosa en sangre en ayunas en personas mayores de sesenta años. Este efecto se atribuye a la naturaleza reductora del estrés del yoga, que disminuye los niveles de cortisol, lo que mejora la sensibilidad a la insulina de los diabéticos.

La diabetes puede afectar a la circulación y a la función nerviosa de las extremidades, provocando complicaciones como la neuropatía diabética. Un estudio de investigación publicado en la *"Revista de Investigación Clínica y Diagnóstica"* indicó que el yoga mejoraba la función nerviosa periférica en personas mayores con diabetes de tipo 2. La práctica regular de posturas de yoga favorece el flujo sanguíneo y mejora la conductividad nerviosa, reduciendo el riesgo de complicaciones.

Otro problema físico que padecen más del 50% de las personas mayores de 65 años es la dificultad, en cierto modo, para respirar. Este síntoma común suele asociarse a diversas afecciones respiratorias y puede afectar significativamente a la calidad de vida.

La reducción de la capacidad pulmonar y la debilidad de los músculos respiratorios pueden provocar falta de aire, fatiga y disminución de la actividad física, afectando a las tareas cotidianas. Afortunadamente, las investigaciones científicas han arrojado luz sobre los efectos positivos del yoga en el tratamiento de las dificultades respiratorias de las personas mayores.

Para las personas mayores con problemas respiratorios, las técnicas respiratorias específicas (Pranayama) han demostrado resultados prometedores en la mejora de la función pulmonar y la reducción de la falta de aire.

Una de estas técnicas es la "respiración diafragmática", también conocida como "respiración abdominal". Esta técnica consiste en realizar inhalaciones profundas, en las que el diafragma, un músculo en forma de cúpula que separa las cavidades torácica y abdominal, desciende, permitiendo que los pulmones se expandan por completo. Este tipo de respiración ayuda a las personas mayores a utilizar su capacidad pulmonar de forma más eficaz, aportando oxígeno fresco al organismo y expulsando dióxido de carbono de manera eficiente.

En un estudio, los investigadores descubrieron que la práctica regular de la respiración diafragmática tan sólo durante cuatro semanas producía mejoras significativas en la función pulmonar y la capacidad de ejercitarse de las personas mayores. Esto indica que unos sencillos ejercicios de respiración, fácilmente incorporables a una rutina de yoga, pueden suponer una notable diferencia en la capacidad para respirar con comodidad y realizar actividades físicas.

Además, el hecho de que el yoga se centre en la relajación y la reducción del estrés también puede beneficiar a las personas con dificultades respiratorias. La ansiedad y el estrés pueden agravar los problemas respiratorios, provocando respiraciones menos profundas y una mayor disnea. Mediante la meditación y las prácticas de atención plena incorporadas al yoga, puede aprender a controlar el estrés y calmar la mente, lo que, a su vez, puede aliviar la tensión de su sistema respiratorio.

Varias asanas de yoga han demostrado tener efectos positivos sobre las dificultades respiratorias. Las posturas suaves para abrir el pecho, como la postura de la cobra (Bhujangasana) o la del pez (Matsyasana), pueden mejorar la expansión pulmonar y estirar la musculatura respiratoria. Estas posiciones también ayudan a mejorar la postura corporal, que es esencial para una función pulmonar óptima.

Un estudio publicado en la *"Revista de Ciencias de la Fisioterapia"* demostró que la práctica regular del yoga mejoraba no sólo la función pulmonar, sino también la fuerza muscular respiratoria general entre las personas mayores. Fortalecer estos músculos le puede ayudar a respirar de una forma más eficaz y a reducir la fatiga asociada a las dificultades respiratorias.

Aparte de estos beneficios, el yoga también puede contribuir a disminuir el dolor de espalda. El dolor de espalda es una dolencia común que afecta a personas de todas las edades, pero que se vuelve cada vez más frecuente con el paso de los años. A medida que envejecemos, nuestro cuerpo experimenta cambios que pueden contribuir al dolor de espalda, como la enfermedad degenerativa del disco, la artritis y la osteoporosis.

El yoga ha demostrado resultados prometedores para aliviar el dolor de espalda y mejorar la capacidad funcional. De hecho, los ancianos que practican yoga experimentan reducciones significativas del dolor lumbar crónico si se comparan con los que sólo reciben una atención médica convencional.

El yoga incorpora estiramientos suaves, ejercicios de fortalecimiento y técnicas de relajación dirigidas a los músculos y ligamentos que sostienen la columna vertebral. La práctica regular de posturas de yoga, como la "vaca-gato", la "cobra" y la "postura del niño", puede ayudar a aliviar la tensión, aumentar el flujo sanguíneo y favorecer la sanación de los músculos de la espalda.

¡El yoga también puede ser una buena forma de perder un par de kilos! La obesidad en las personas mayores puede tener graves consecuencias para su salud y bienestar general. Aumenta el riesgo de padecer enfermedades crónicas como diabetes de tipo 2, cardiopatías, hipertensión y ciertos tipos de cáncer. El exceso de peso también sobrecarga las articulaciones, lo que provoca artritis y problemas de movilidad, que pueden repercutir negativamente en la independencia y la calidad de vida.

Hay estudios que han demostrado que existe una estrecha relación entre la obesidad y el deterioro cognitivo en los adultos mayores. La obesidad está asociada a la inflamación, la resistencia a la insulina y la reducción del flujo sanguíneo al cerebro, lo que puede contribuir al deterioro cognitivo y a un mayor riesgo de desarrollar la enfermedad de Alzheimer y otras formas de demencia.

En una sesión de yoga para mayores de sesenta minutos se pueden quemar una media de 150-400 calorías, dependiendo de la intensidad de la práctica. La práctica constante del yoga le puede ayudar a mantener un peso saludable al estimular su metabolismo y aumentar el gasto calórico.

Una investigación realizada por la *"Revista Americana de Atención Sanitaria Gestionada"* reveló que el yoga puede reducir eficazmente el porcentaje de grasa corporal en las personas mayores. En el estudio, los participantes que practicaban yoga con regularidad experimentaron una disminución significativa de la grasa corporal, especialmente alrededor de la cintura y el abdomen.

Yoga y salud mental

El estrés es una preocupación común entre las personas mayores, y factores como los problemas de salud, la pérdida de seres queridos y los cambios en las rutinas diarias contribuyen a su prevalencia. Aproximadamente el 68% de los adultos mayores de 65 años han declarado que experimentan niveles de estrés de moderados a elevados, lo que subraya la importancia de abordar este problema.

Se ha demostrado que el yoga es un método eficaz para reducir el estrés en las personas mayores. En primer lugar, el yoga incorpora ejercicios de respiración profunda, que se sabe que activan la respuesta de relajación del cuerpo y calman la mente.

Un estudio descubrió que los adultos mayores que practicaron yoga durante sólo 12 semanas experimentaron una reducción del 35% en la percepción del estrés. Además, las posturas de yoga, o asanas, están diseñadas para liberar la tensión. Las personas mayores que practican yoga con regularidad experimentan una disminución del 15% en los niveles de estrés, junto con mejoras en la calidad del sueño y el estado de ánimo en general.

El yoga también ofrece un componente social, que puede ser especialmente beneficioso para las personas mayores que pueden experimentar sentimientos de aislamiento o soledad. Participar en clases de yoga en grupo brinda a los mayores la oportunidad de relacionarse con otras personas, fomentando un sentimiento de comunidad y apoyo. Un estudio publicado en el *"Revista Internacional de Yoga Terapéutico"* examinó los efectos del yoga en grupo sobre la reducción del estrés en adultos mayores. Los resultados mostraron que las personas mayores que practicaban yoga en grupo experimentaban una disminución del 27% en los niveles de estrés, junto con un aumento de los sentimientos de conexión social.

Además, la práctica regular del yoga se relaciona con mejoras en la salud mental general. Las personas mayores que practican yoga al menos dos veces por semana experimentan una reducción del 50% en los síntomas de ansiedad y depresión. Lo que esto sugiere es que el yoga puede ser una herramienta eficaz para controlar las enfermedades mentales relacionadas con el estrés en las personas mayores.

Una de las principales razones por las que las personas mayores sufren depresión y ansiedad son los importantes cambios vitales y las pérdidas a las que a menudo se enfrentan. A medida que envejecemos, podemos encontrarnos con un deterioro de la salud física, la pérdida de seres queridos, la jubilación o una disminución de las interacciones sociales. Estos cambios pueden provocar sentimientos de aislamiento, dolor y sensación de falta de propósitos, lo que puede contribuir a la aparición de síntomas depresivos. Según un estudio publicado en la *"Revista de Psicología Clínica"* alrededor del 6/10% de los adultos mayores sufren depresión, y el riesgo de desarrollar estos síntomas depresivos aumenta con la edad.

Los factores sociales también desempeñan un papel importante en el bienestar mental de los mayores. La jubilación, por ejemplo, puede conllevar la pérdida de conexiones sociales y del sentimiento de identidad asociado al trabajo. Alrededor del 17% de los mayores de 65 años se encuentran socialmente aislados. El aislamiento social puede contribuir a la sensación de soledad y aumentar el riesgo de depresión y ansiedad. Además, las personas mayores pueden tener dificultades económicas, inseguridad en la vivienda o acceso limitado a la atención sanitaria, lo que puede contribuir al estrés y la angustia emocional. Es importante reconocer que la depresión y la ansiedad en las personas mayores no son una parte normal del envejecimiento, sino que son afecciones tratables.

También se ha demostrado que el yoga mejora la función cognitiva de las personas mayores. La función cognitiva se refiere a las capacidades y procesos mentales que intervienen en la adquisición, el procesamiento y el uso de la información. Esto incluye diversos aspectos como la memoria, la atención, el lenguaje, la resolución de problemas y la toma de decisiones. Según vamos envejeciendo, es habitual que algunas personas mayores experimenten un deterioro de su función cognitiva. Este declive puede tener un impacto significativo en su vida cotidiana y en su bienestar general.

Uno de los problemas cognitivos más comunes entre las personas mayores es la pérdida de memoria. Alrededor del 10% de las personas mayores de 65 años padecen Alzheimer, un trastorno cerebral progresivo que afecta a la memoria, el pensamiento y el comportamiento. Además, el deterioro cognitivo leve, una afección caracterizada por problemas notables de memoria, afecta alrededor del 20% de las personas mayores de 65 años.

Otro aspecto del deterioro cognitivo en las personas mayores son las dificultades de atención y concentración. Prácticamente el 30% de los adultos mayores experimentan algún tipo de trastorno de la atención. Esto puede dificultar que los ancianos se concentren en sus tareas, sigan conversaciones o participen en actividades.

El deterioro cognitivo también puede afectar a las capacidades lingüísticas y comunicativas. Alrededor del 25% de las personas de la tercera edad experimentan dificultades relacionadas con el lenguaje, tales como encontrar las palabras adecuadas o comprender frases complejas. Estas dificultades pueden obstaculizar una comunicación eficaz, lo que les conduce al aislamiento social y a la frustración. Los mayores deben ser motivados a pedir ayuda a logopedas o a participar en ejercicios lingüísticos para preservar su capacidad de comunicación.

La capacidad para resolver problemas y tomar decisiones también puede disminuir en las personas mayores. Un estudio realizado por el *Centro para el Estudio del Envejecimiento y el Desarrollo Humano* reveló que aproximadamente el 40% de las personas mayores experimentan dificultades en tareas que incluyen toma de decisiones, como evaluar riesgos o realizar elecciones complejas. Este deterioro de la función cognitiva puede afectar a la independencia y la calidad de vida de las personas mayores. Motivar a los mayores a realizar actividades que estimulen su mente, como rompecabezas o juegos de estrategia, puede ayudarles a mantener y mejorar su capacidad para resolver problemas.

Es importante señalar que el deterioro cognitivo no es inevitable para todas las personas mayores. Llevar un estilo de vida saludable puede reducir significativamente el riesgo y la progresión del deterioro cognitivo.

Otro aspecto destacable del yoga, sobre todo para las personas mayores, es su capacidad para mejorar la función cognitiva. Las investigaciones han demostrado que la práctica regular del yoga puede ayudar a mitigar este declive.

El yoga mejora la función cognitiva a través de diversos mecanismos. En primer lugar, el aspecto físico del yoga, que implica estiramientos, equilibrios y movimientos controlados, ayuda a mejorar la circulación sanguínea hacia el cerebro. El aumento del flujo sanguíneo aporta nutrientes esenciales y oxígeno, favoreciendo la salud general de las células cerebrales. Además, las posturas y los movimientos del yoga implican a distintos grupos musculares, fomentando una mejor coordinación, equilibrio y conciencia corporal, lo que a su vez contribuye a mejorar la función cognitiva.

El yoga también ayuda a dormir mejor. Con el paso de los años, los patrones y la calidad del sueño cambian a menudo, lo que provoca dificultades para tener un buen descanso nocturno. El sueño desempeña un papel vital en el mantenimiento de nuestra salud y bienestar generales, y su interrupción puede tener un impacto significativo en las personas mayores.

Una de las principales causas de los trastornos del sueño es el insomnio. Según la *Fundación Nacional del Sueño*, aproximadamente el 50% de los adultos mayores de 65 años experimentan síntomas de insomnio. El insomnio se caracteriza por ser una dificultad para conciliar el sueño, permanecer dormido o ambas cosas. Esta afección puede deberse a diversos factores, como patologías médicas subyacentes, efectos secundarios de la medicación, cambios en la estructura del sueño y factores relacionados con el estilo de vida, como una higiene del sueño deficiente.

Las enfermedades crónicas son frecuentes entre las personas mayores y pueden afectar significativamente al sueño. Por ejemplo, la artritis, que afecta a alrededor del 50% de los mayores de 65 años, puede provocar dolor y molestias en las articulaciones, lo que complica encontrar una postura cómoda para dormir. La apnea del sueño, otra afección frecuente entre las personas mayores, afecta aproximadamente al 26% de los adultos mayores de 65 años. La apnea del sueño se caracteriza por pausas en la respiración durante el sueño, lo que provoca despertares frecuentes y trastornos en la calidad del sueño.

Además, los estudios han demostrado que la duración y la eficiencia del sueño tienden a disminuir con la edad. Las personas mayores duermen una media de 6 a 8 horas por noche, por debajo de las 7 a 9 horas recomendadas para los adultos. Además, las personas mayores tienden a pasar menos tiempo en las fases más profundas del sueño, conocidas como sueño de ondas lentas o sueño profundo, que son cruciales para la restauración del cuerpo y la mente.

Los factores ambientales también pueden desempeñar un papel importante en los trastornos del sueño de las personas mayores. Por ejemplo, la contaminación acústica puede alterar el sueño. Un estudio reveló que los niveles de ruido superiores a 45 decibelios, equivalentes al sonido de una conversación o al ruido de la calle, pueden afectar significativamente a la calidad del sueño en los adultos mayores.

Además, los cambios en el ritmo circadiano, el reloj interno que regula los ciclos de sueño-vigilia, pueden contribuir a las dificultades de sueño en las personas mayores. Con la edad, nuestro ritmo circadiano puede cambiar, lo que lleva a acostarse y levantarse antes. Esto puede provocar un sueño fragmentado y dificultades para mantener un periodo de descanso prolongado.

Según un estudio publicado en la *"Revista de la Sociedad Americana de Geriatría"*, las personas mayores que estuvieron practicando yoga durante un periodo de ocho semanas experimentaron mejoras significativas en la calidad del sueño. En el estudio participó un grupo de personas mayores de 60 años que habían declarado tener dificultades para conciliar el sueño o permanecer dormidas.

Los participantes fueron divididos en dos grupos: uno asistía a sesiones regulares de yoga y el otro recibía educación estándar sobre el sueño. Los resultados fueron notables, ya que el grupo de yoga mostró una disminución significativa del tiempo que tardaba en dormirse, un aumento del tiempo total de sueño y una mejora de la eficiencia del sueño en comparación con el otro grupo de control.

La práctica del yoga incorpora diversas posturas, ejercicios de respiración profunda y meditación, que actúan conjuntamente para calmar la mente y relajar el cuerpo. Esta combinación ayuda a aliviar el estrés y la ansiedad, que suelen afectar a los trastornos del sueño.

Además, se ha demostrado que el yoga regula el sistema nervioso autónomo del organismo, que desempeña un papel crucial en los ciclos de sueño-vigilia. La práctica del yoga produce un aumento de la actividad parasimpática y una disminución de la actividad simpática, lo que deriva en un sistema nervioso más equilibrado. Este equilibrio es esencial para lograr un sueño óptimo, ya que favorece la relajación y la capacidad de pasar fluidamente de una fase del sueño a otra.

Otro aspecto poderoso del yoga es su enfoque en la atención plena y la meditación. Al trabajar en la conciencia del momento presente, los mayores pueden aprender a observar sus pensamientos y emociones sin juzgarlos. Esta práctica ayuda a romper el ciclo de patrones de pensamiento negativos que suelen asociarse a la depresión y la ansiedad.

Además, el yoga fomenta el autocuidado y la autocompasión. Las personas mayores tienden a descuidar sus propias necesidades al priorizar el cuidado de los demás. El yoga proporciona un espacio y un tiempo dedicados para centrarse en uno mismo, fomentando un sentimiento de autoestima y empoderamiento. Al nutrir el cuerpo y la mente mediante el yoga, se puede conseguir una sensación más profunda de bienestar y desarrollar una visión más positiva de la vida.

Es importante señalar que se recomienda practicar yoga bajo la dirección de un instructor cualificado que tenga experiencia trabajando con personas mayores. Pueden proporcionar modificaciones adaptadas para personas con limitaciones físicas y garantizar que la práctica sea segura y se amolde a las necesidades individuales. Se recomienda empezar despacio y aumentar gradualmente la intensidad y la duración de la práctica del yoga para evitar cualquier posible tensión o lesión.

Aunque el yoga ofrece numerosos beneficios, no es recomendable para todo el mundo. Para determinar si la práctica del yoga sería beneficiosa para usted, comience por completar la lista de comprobación que aparece a continuación. Cada casilla marcada equivale a 1 punto. Una vez que haya sumado todos sus puntos, consulte el sistema de puntuación que aparece a continuación para evaluar los beneficios potenciales que puede obtener del yoga.

¿Debería empezar a practicar yoga?

- Quiero mejorar mi flexibilidad.
- Quiero fortalecer mi musculatura.
- Quiero mejorar mi equilibrio.
- Quiero reducir el estrés y la ansiedad.
- Quiero incrementar mis niveles de energía.
- Quiero mejorar mi postura corporal.
- Quiero aumentar mi conciencia corporal.
- Quiero mejorar mi respiración.
- Quiero mejorar mi concentración y atención.
- Quiero controlar el dolor crónico o las molestias físicas.
- Quiero mejorar mi condición física general.
- Quiero mejorar mi calidad del sueño.
- Quiero favorecer la relajación y reducir la tensión.
- Quiero mejorar mi atención plena y mi autoconocimiento.
- Quiero mejorar mi salud cardiovascular.

- Quiero fortalecer mi sistema inmunitario.
- Quiero mejorar mi digestión.
- Quiero promover la pérdida o el control de peso.
- Quiero controlar o prevenir las lesiones.
- Quiero mejorar mi claridad mental y mi función cognitiva.
- Quiero cultivar una sensación de paz y calma interior.
- Quiero mejorar mi confianza en mí mismo y mi autoestima.
- Quiero conectar con una comunidad solidaria.
- Quiero explorar una nueva forma de ejercicio.
- Quiero mejorar la conexión cuerpo-mente.
- Quiero aprender técnicas de relajación y control del estrés.
- Quiero mejorar mi bienestar general y mi felicidad.
- Quiero desarrollar una práctica diaria de *mindfulness*.
- Quiero mejorar mi flexibilidad para otras actividades físicas.
- Quiero explorar un aspecto espiritual de la vida.

Puntuación:

1-10 puntos: Puede beneficiarse del yoga, pero también puede encontrarse bien sin él.

11-20 puntos: El yoga puede ser realmente beneficioso para su enfermedad y mejorar su bienestar.

21-30 puntos: ¡El yoga es muy recomendable, ya que le puede cambiar la vida!

Exención de responsabilidad: Tenga en cuenta que las posturas y prácticas de yoga descritas en este libro pueden no ser adecuadas para TODAS las personas mayores. Es importante escuchar a su cuerpo y realizar sólo actividades que le resulten cómodas y seguras. Si experimenta algún dolor, molestia o mareo durante la práctica, deténgase inmediatamente y busque atención médica en caso de ser necesario.

Capítulo 2: Cómo prepararse para el yoga

El yoga es la forma perfecta de mejorar sus años dorados con elegancia y vitalidad. Si está deseando embarcarse en este viaje transformador, repasemos algunos preliminares fundamentales para empezar con buen pie.

En primer lugar, es fundamental que consulte a su médico antes de empezar a hacer ejercicio, lo que incluye el yoga. Afrontémoslo: nuestro cuerpo cambia a medida que envejecemos. Nos volvemos más sabios, sí, pero también más susceptibles a ciertas afecciones.

Si consulta con su médico, obtendrá información valiosa sobre su estado físico y las posibles limitaciones que puedan requerir que realice modificaciones en su práctica de yoga. Él podrá evaluar su estado de salud general, tener en cuenta cualquier afección médica preexistente y ofrecerle orientación personalizada en función de sus necesidades específicas.

Considérelo como un enfoque proactivo del bienestar. Su médico evaluará su salud cardiaca, le tomará la tensión arterial y valorará su densidad ósea. Examinará su flexibilidad, equilibrio y fuerza, proporcionándole una visión holística de sus capacidades físicas. Con esta información, podrá adaptar su práctica de yoga a las necesidades específicas de su cuerpo, lo que le ayudará a evitar tensiones y lesiones innecesarias.

Además, su médico también puede orientarle sobre cómo adaptar determinadas posturas a sus circunstancias personales. Puede sugerirle modificaciones para posturas que supongan un esfuerzo excesivo para las articulaciones o proporcionarle alternativas para movimientos que podrían agravar dolencias ya existentes. De este modo, podrá abrazar plenamente el poder transformador del yoga, conectando mente, cuerpo y espíritu sin vacilación.

Tipos de Yoga

El universo del yoga es vasto y diverso, y ofrece una gran variedad de estilos para satisfacer las distintas necesidades y preferencias. Así que tome una taza de té de hierbas, siéntese y ¡exploremos juntos algunas opciones fantásticas!

Hatha Yoga

En primer lugar, tenemos el Hatha yoga, el gigante suave del mundo del yoga. Si busca una práctica más lenta que se centre en posturas básicas y técnicas de respiración, ésta es la suya. El Hatha Yoga es como el amanecer que pinta suavemente el cielo con tonos vibrantes, despertando tanto el cuerpo como el alma a un mundo de equilibrio y armonía. Es una danza sagrada entre los reinos físico y espiritual, una práctica ancestral que resiste la prueba del tiempo.

El Hatha Yoga traza sus raíces miles de años atrás en los antiguos sabios y yoguis que buscaban unir cuerpo, mente y espíritu en una perfecta sinergia. El propio término *"hatha"* es una mezcla de "ha", que significa sol, y *"tha"*, que significa luna, y simboliza la unión de fuerzas opuestas en nuestro interior. A través de una serie de elegantes posturas conocidas como asanas, el Hatha Yoga pretende crear una profunda armonía entre los sistemas físico y energético del cuerpo.

Al embarcarse en su viaje de Hatha Yoga, prepárese para quedar encantado por sus innumerables beneficios. Las asanas inducen suavemente al cuerpo a un estado de flexibilidad, mejorando la amplitud de movimiento y liberando la tensión que pueden albergar los músculos. Con la práctica regular, notará una nueva sensación de fuerza y equilibrio, ya que el Hatha Yoga le invita a explorar las profundidades de sus capacidades físicas.

Sin embargo, el Hatha Yoga es mucho más que un mero entrenamiento físico. Le invita a sumergirse en el profundo océano de la autoconciencia, guiándole suavemente hacia un estado mental en calma.

Al centrar la atención en la respiración, cada inhalación y cada exhalación se convierten en un delicioso viaje al momento presente, donde las preocupaciones y las distracciones pasan a un segundo plano. La calma serena que acompaña al Hatha Yoga le concede un respiro del caos de la vida cotidiana, ofreciéndole un refugio para la autorreflexión y la paz interior.

Pero, espere, ¡que hay más! El Hatha Yoga es un alquimista exquisito, que transmuta el estrés en serenidad y la fatiga en vitalidad. A través de una serie de técnicas de respiración controlada, conocidas como Pranayama, puede aprovechar la energía ilimitada que yace latente en su interior. Inhale profundamente y, al exhalar, sienta cómo el peso del mundo se desvanece suavemente. Los antiguos yoguis creían que regulando la respiración podríamos armonizar el flujo de la fuerza vital, o *prana*, por todo nuestro cuerpo, rejuveneciendo todo nuestro ser.

En el Hatha Yoga, los reinos físico y espiritual están intrínsecamente entrelazados. A medida que profundice en su práctica, puede que descubra una nueva conexión con su yo superior. Las asanas se convierten en un ritual sagrado, una danza de devoción que le invita a explorar las profundidades de su propia conciencia. Con cada estiramiento y giro, puede que descubra que no sólo está esculpiendo su cuerpo, sino también su mente, fomentando una sensación de autodescubrimiento y autoaceptación.

Vinyasa Yoga

El siguiente en nuestra lista es el Vinyasa Yoga, un estilo más dinámico y fluido. Si le gustan los retos y prefiere un movimiento continuo de una postura a otra, Vinyasa puede ser lo suyo. El Vinyasa Yoga, como una elegante danza de respiración y movimiento, entrelaza la antigua sabiduría del yoga con una secuencia dinámica y fluida de posturas.

Con raíces en la tradición más amplia del Hatha Yoga, el Vinyasa Yoga es un estilo cautivador y energizante que enciende la llama de la atención plena en nuestro interior. Invita a sus practicantes a sincronizar la respiración con el movimiento, creando una experiencia fluida y sin fisuras sobre la alfombra.

En sánscrito, "Vinyasa" puede traducirse como "colocar de forma especial". Y eso es precisamente lo que consigue este estilo de yoga. Con mucho cuidado, coreografía cada postura y transición, infundiéndoles intención, gracia y propósito. A diferencia de otros estilos de yoga en los que las posturas se mantienen estáticas, el Vinyasa yoga encadena una secuencia de posturas en un flujo continuo, lo que permite una unión armoniosa y grácil de mente, cuerpo y respiración.

En el corazón del Vinyasa Yoga está el concepto de vincular la respiración y el movimiento. Cada movimiento va acompañado de una inhalación o una exhalación, lo que guía a quien lo practica a cultivar una conciencia profunda de su respiración. La respiración se convierte en un suave director de orquesta que marca el ritmo de la práctica. Las inhalaciones expanden el cuerpo y crean espacio, mientras que las exhalaciones facilitan la entrega y la liberación. Esta interacción rítmica entre la respiración y el movimiento despierta un sentido de atención plena, anclando a los practicantes en el momento presente y fomentando una conexión más profunda entre mente y cuerpo. Esta interacción rítmica entre la respiración y el movimiento despierta un sentido de atención plena, anclando a los practicantes en el momento presente y fomentando una conexión más profunda entre mente y cuerpo.

Uno de los aspectos destacables del Vinyasa Yoga es su adaptabilidad y versatilidad. Aunque los principios fundamentales se mantienen constantes, cada clase de Vinyasa puede ofrecer una experiencia única adaptada a las necesidades e intenciones del practicante. Desde flujos suaves y meditativos hasta secuencias vigorosas y desafiantes, el Vinyasa Yoga abarca un amplio espectro de posibilidades. Los instructores expertos elaboran secuencias que fortalecen la fuerza, la flexibilidad y el equilibrio, a la vez que ofrecen oportunidades para la introspección, el autodescubrimiento y el crecimiento personal.

La naturaleza fluida del Vinyasa Yoga también fomenta la expresión creativa. Las secuencias pueden variar en ritmo, complejidad y tema, proporcionando un lienzo para la exploración y la autoexpresión. Con sus movimientos fluidos y transiciones sin fisuras, el Vinyasa Yoga se convierte en una forma de arte en movimiento, que invita a quien lo practica a explorar las capacidades de su cuerpo y expresar su individualidad.

Más allá de sus beneficios físicos, el Vinyasa Yoga ofrece un sinfín de ventajas para el bienestar general. Esta práctica mejora la salud cardiovascular, aumenta la resistencia y fortalece y tonifica los músculos. Como el Vinyasa Yoga cultiva la atención plena, también ayuda a desarrollar la claridad mental, el enfoque y la concentración, lo que permite a quien lo practica afrontar los retos de la vida diaria con mayor facilidad y resistencia.

Tanto si es un yogui experimentado como un principiante en la alfombra, el Vinyasa Yoga les da la bienvenida a todos con los brazos abiertos. Le invita a entrar en el flujo, dejando de lado las expectativas y abrazando el momento presente. Con su fusión de elementos físicos, mentales y espirituales, el Vinyasa Yoga ofrece un viaje transformador que revitaliza el cuerpo, nutre la mente y despierta el alma.

Kundalini Yoga

Para aquellos que buscan una práctica que abarque los aspectos espirituales del yoga, el Kundalini Yoga puede ser una experiencia transformadora. El Kundalini Yoga tiene como objetivo despertar y canalizar esta energía divina, enviando ondas de transformación a través de cada fibra de nuestra existencia.

Ahora, vamos a sumergirnos en el meollo del Kundalini Yoga. A diferencia de otras formas de yoga, el Kundalini no se centra únicamente en realizar posturas impresionantes o lograr una flexibilidad digna de Instagram (¡aunque eso también es bueno!). Es una práctica holística que combina movimientos dinámicos, respiración, cantos, meditación y los melodiosos sonidos de la música sagrada, todo ello cuidadosamente coreografiado para despertar la energía Kundalini dormida en nuestro interior.

A través de una serie de poderosas *kriyas* (secuencias de ejercicios), el Kundalini Yoga pretende limpiar las vías energéticas de nuestro cuerpo, eliminando los bloqueos y la energía estancada que pueda haberse acumulado con el tiempo. Piense en ello como una limpieza cósmica de primavera para su alma, barriendo las telarañas de la negatividad y abriendo las compuertas de la vitalidad.

El Kundalini Yoga no sólo funciona a nivel físico, sino que también tiene un profundo impacto en nuestro bienestar mental y espiritual. Al activar la energía Kundalini, ésta asciende a través de los siete chakras, esos vórtices giratorios de energía dentro de nuestro cuerpo sutil. Cada chakra representa un aspecto diferente de nuestro ser, desde la firmeza del chakra de la raíz hasta la expansión del chakra de la coronilla.

A medida que esta poderosa energía se eleva, purifica y equilibra nuestros chakras, se abren las puertas a la conciencia superior. Es como actualizar su software espiritual a la última versión, con mayor claridad, mayor intuición y un profundo sentido de conexión con la danza cósmica de la existencia.

Pero agárrese fuerte, porque esta poderosa práctica no es para los débiles de corazón. La energía Kundalini es una fuerza a tener en cuenta y su despertar puede ser intenso. Es como descorchar una botella de espumoso champán cósmico; las burbujas de energía recorren el cuerpo, despertando el potencial dormido y removiendo las profundidades del alma. Es una danza entre la felicidad y el desafío, en la que las viejas pautas y limitaciones afloran a la superficie, listas para ser liberadas.

Yin Yoga

Si le apetece una práctica más meditativa e introspectiva, el Yin Yoga puede ser la combinación perfecta. El Yin Yoga es como el suave susurro de una brisa de verano, que le invita a abrazar la quietud y a encontrar la armonía en su cuerpo y su mente. Este estilo de yoga adopta un enfoque más tranquilo de la práctica, centrándose en posturas prolongadas y dejando que la gravedad haga su magia. Es un viaje meditativo que profundiza en las capas del ser, nutriendo los tejidos conectivos y abriendo la puerta a un mundo de profunda relajación y autodescubrimiento.

Imagínese sumergiéndose en un oasis sereno, donde el tiempo se ralentiza y su respiración se convierte en la banda sonora de su exploración interior. El Yin Yoga invita a rendirse al momento presente, a dejar de lado la necesidad de logros o de una alineación perfecta. Le anima suavemente a fundirse en cada postura, manteniéndola durante largos periodos, a menudo de tres a cinco minutos o incluso más. Esta quietud deliberada crea espacio en el cuerpo y permite acceder a las capas más profundas de la fascia, los ligamentos y las articulaciones.

A medida que se entregue a la quietud, empezará a notar la sutil danza de sensaciones que surgen. Las posturas del Yin Yoga se centran en la parte inferior del cuerpo, como las caderas, la pelvis y la parte baja de la columna vertebral, donde residen muchas de nuestras tensiones emocionales y físicas. Al mantener estas posturas, se estimula el flujo de energía a lo largo de los meridianos, de forma similar a los principios de la medicina tradicional china. Los meridianos son vías por las que fluye la fuerza vital o *qi* y, al estimularlos, el Yin Yoga ayuda a restablecer el equilibrio y la armonía del cuerpo.

Pero el Yin Yoga no es sólo una práctica física; es una puerta a la autorreflexión y a la introspección profunda. Mientras se sitúa en cada postura, puede que note que afloran pensamientos y emociones, como burbujas que suben a la superficie del agua. En lugar de reprimir o apegarse a estos pensamientos, el Yin Yoga anima a observarlos con compasión y sin juzgarlos, dejándolos pasar por su conciencia como nubes que surcan el cielo. Esta suave observación fomenta la aceptación de uno mismo y cultiva una sensación de paz interior.

Los beneficios del Yin Yoga van mucho más allá del ámbito físico. Es una magnífica herramienta para aumentar la flexibilidad, ya que estira y alarga gradualmente los tejidos conectivos, mejorando la movilidad de las articulaciones. También estimula el flujo del *chi*, fomentando la vitalidad y el bienestar general. El Yin Yoga se enfoca en la relajación profunda, activando el sistema nervioso parasimpático, que contrarresta el estrés de la vida moderna. También puede servir como puerta de entrada a la meditación, ya que la quietud y la atención concentrada allanan el camino hacia una mente tranquila y sosegada.

Ashtanga Yoga

Ahora bien, si lo que le apetece es una práctica físicamente exigente que le haga sudar, considere la posibilidad de probar el Ashtanga Yoga. El Ashtanga Yoga, un estilo de yoga dinámico y poderoso, es una práctica ancestral que armoniza la mente, el cuerpo y el espíritu. Es como una sinfonía de movimiento y respiración, una danza que se despliega sobre la alfombra. Desarrollado por el legendario yogui Sri K. Pattabhi Jois, el Ashtanga Yoga se ha ganado el reconocimiento mundial por sus efectos transformadores y su rigurosa disciplina.

Imagínese entrando en una clase de Ashtanga Yoga. El aire está impregnado de serenidad y determinación. Despliega su esterilla, listo para embarcarse en un viaje transformador. El Ashtanga Yoga sigue una secuencia establecida de posturas, conocidas como asanas, que se enlazan mediante un flujo preciso y sincronizado. Esta secuencia, también llamada Serie Primaria, es una hoja de ruta sagrada que guía a quien lo practica hacia el crecimiento físico y espiritual.

El Ashtanga Yoga suele denominarse "yoga de los ocho miembros", ya que abarca todos los aspectos de la vida. Los ocho miembros son como los peldaños de una escalera, cada uno de los cuales apoya al otro, conduciendo a la autorrealización. Los dos primeros, los *yamas* y los *niyamas*, son principios éticos que sirven de brújula moral. Nos enseñan a ser amables, sinceros, contentos y disciplinados, sentando las bases de un estilo de vida yóguico.

La tercera rama, asana, es la que la mayoría de la gente asocia con el yoga: las posturas físicas. En el Ashtanga Yoga, las asanas son dinámicas y exigentes. Desarrollan la fuerza, la flexibilidad y la resistencia. La respiración es la fuerza motriz de cada movimiento, creando un ritmo meditativo. La práctica se convierte en una meditación en movimiento, una danza del cuerpo y la respiración en perfecta armonía.

La cuarta rama, el Pranayama, se centra en el control de la respiración. Se dice que la respiración es el puente entre el cuerpo y la mente. Mediante técnicas respiratorias específicas, el Pranayama cultiva una conciencia más profunda de la respiración y de su gran efecto en nuestros estados mentales y físicos. Es una puerta a la paz y la claridad interior.

La quinta rama, Pratyahara, es la retirada de los sentidos. En nuestro acelerado mundo, estamos constantemente bombardeados por estímulos externos. Pratyahara nos enseña a dirigir nuestra atención hacia el interior, a silenciar el ruido del mundo exterior y a encontrar la quietud en nuestro interior. Nos prepara para los miembros posteriores de concentración (Dharana), meditación (Dhyana) y, en última instancia, Samadhi, el estado de profunda absorción espiritual y dicha.

El Ashtanga Yoga no es para los débiles de corazón. Exige disciplina, perseverancia y entrega. Su práctica puede ser físicamente exigente, pero también profundamente gratificante. Cada vez que pisa la esterilla, se enfrenta al reto de sus propias limitaciones y aprende a trascenderlas. El Ashtanga Yoga no consiste en lograr la postura perfecta, sino en el viaje, que es un proceso de autodescubrimiento y transformación.

Yoga restaurativo

Por último, aunque no menos importante, tenemos el yoga restaurativo, el mejor antiestrés. El yoga restaurativo es como una acogedora manta para el alma, un oasis de tranquilidad en nuestro acelerado mundo moderno.

Imagínese esto: entra en un estudio de yoga suavemente iluminado, adornado con cojines de felpa, mantas mullidas y almohadas que le invitan a relajarse. Aquí es donde el yoga restaurativo hace su magia. A diferencia de sus homólogos dinámicos y enérgicos, el yoga restaurativo ralentiza todo a un ritmo de lujo.

En una clase típica de yoga restaurativo, adoptará posturas que a menudo se apoyan en diversos accesorios. La idea es crear un entorno de puro confort, que permita al cuerpo liberar tensiones y entregarse profundamente a cada postura. Apoyado en almohadones, mantas y bloques, se fundirá en suaves estiramientos y giros que llevarán a sus músculos a un estado de feliz entrega.

Uno de los principios básicos del yoga restaurativo es la noción de "relajación activa". Mientras descansa físicamente, su mente está plenamente comprometida con el momento presente. Cuando se coloca en una postura, la atención se dirige hacia el interior, invitándole a explorar las sensaciones, emociones y pensamientos que surgen. Es una forma de meditación en movimiento, en la que cada respiración se convierte en una puerta al autodescubrimiento.

Pero lo que hace verdaderamente especial al yoga restaurativo es su capacidad para activar el sistema nervioso parasimpático, el modo natural de "descanso y digestión" del cuerpo. En nuestras ajetreadas vidas, a menudo nos domina el sistema nervioso simpático, responsable de nuestra respuesta de lucha o huida. El yoga restaurativo, con sus posturas suaves y su respiración pausada, nos cambia el interruptor e invita a la relajación profunda y a la restauración. A medida que el estrés y la ansiedad desaparecen, los mecanismos naturales de curación del cuerpo se ponen en marcha, mejorando el sueño, la digestión y el sistema inmunitario.

El Hatha y el yoga restaurativo son excelentes opciones de inicio para las personas mayores, ya que se centran en movimientos lentos y deliberados, respiración profunda y relajación. Estos estilos ayudarán a su cuerpo a ganar flexibilidad, fortalecerlo y promover una sensación de tranquilidad. Es fundamental que encuentre su propio ritmo y respete los límites de su cuerpo. Recuerde que el yoga no es una competición, sino un viaje personal de autodescubrimiento y autocuidado.

Sea cual sea el estilo de yoga que elija, contar con los elementos esenciales adecuados es clave para crear un espacio de práctica cómodo y de apoyo. Desde esterillas hasta bloques y correas, estas herramientas desempeñan un papel crucial a la hora de mejorar su experiencia de yoga y ayudarle a alcanzar sus objetivos.

Cómo elegir la esterilla de yoga adecuada

Una buena esterilla de yoga puede marcar la diferencia en su práctica, proporcionándote comodidad, estabilidad y apoyo mientras explora el antiguo arte del yoga.

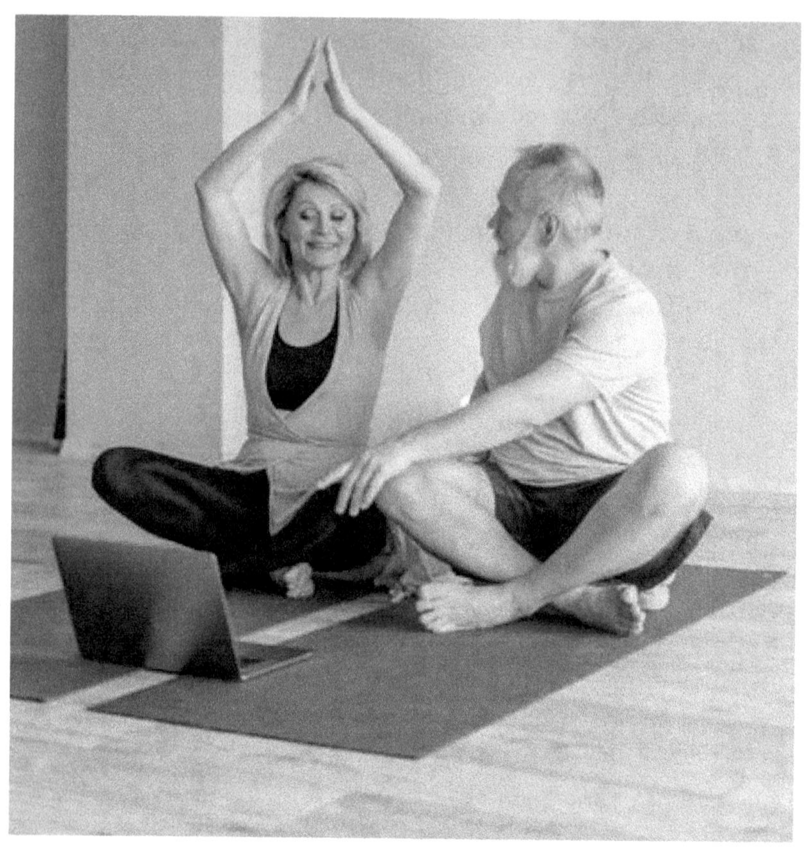

Hombre y mujer sentados en cómodas colchonetas de yoga
https://www.pexels.com/photo/photo-of-a-man-and-a-woman-sitting-on-blue-yoga-mats-7500317/

A la hora de elegir la mejor esterilla para su viaje de yoga, debe tener en cuenta algunos factores clave. Lo primero y más importante es la comodidad. Debe buscar una esterilla que ofrezca suficiente amortiguación para proteger sus articulaciones, sobre todo si padece alguna enfermedad preexistente, como artritis. Las esterillas más gruesas, normalmente de unos 6 mm o más, pueden proporcionar el acolchado necesario para evitarle molestias durante la práctica.

A continuación, debe centrarse en la estabilidad. Como persona mayor, mantener el equilibrio es crucial, y una esterilla estable puede ayudarle a sentirse más seguro durante las posturas. Opte por una esterilla con una superficie texturizada que ofrezca un buen agarre y evite resbalones. Las esterillas de caucho natural o poliuretano suelen ofrecer una excelente tracción, incluso cuando empieza a sudar durante la práctica.

La durabilidad es otro aspecto a tener en cuenta. Una esterilla de yoga debería ser capaz de soportar un uso regular y conservar su forma con el paso del tiempo. Busque esterillas fabricadas con materiales de alta calidad conocidos por su longevidad. Merece la pena invertir en una esterilla que dure, ya que le ahorrará dinero a largo plazo.

Tenga en cuenta también el tamaño de la esterilla. Como persona mayor, es posible que prefiera una esterilla más ancha o más larga para acomodar su cuerpo confortablemente. Las esterillas de yoga estándar suelen tener 24 pulgadas de ancho y 68 pulgadas de largo, pero puede encontrar opciones más grandes que proporcionan más espacio para el movimiento. Probar diferentes tamaños puede ayudarle a determinar cuál se adapta mejor a sus necesidades.

Además, piense en la portabilidad de la esterilla. Si piensa asistir a clases de yoga fuera de casa o viajar con su esterilla, lo ideal sería una opción ligera y fácilmente plegable. Busque esterillas que vengan con correas o bolsas para poder transportarlas cómodamente.

Por último, tenga en cuenta el impacto medioambiental de la esterilla. Si la sostenibilidad es importante para usted, busque esterillas fabricadas con materiales ecológicos, como caucho natural o materiales reciclados. Estas esterillas no solo benefician al planeta, sino que también suelen estar libres de sustancias químicas nocivas, lo que las hace más seguras para la salud.

Recuerde que elegir la esterilla de yoga adecuada es una decisión personal. Es una buena idea visitar un estudio local de yoga o una tienda de deportes donde pueda probar diferentes esterillas y hacerse una idea de su textura y grosor. Leer opiniones y pedir recomendaciones a amigos o familiares que practiquen yoga también puede orientarle hacia la esterilla que mejor se adapte a sus necesidades.

Accesorios adicionales para yoga

¡Hablemos ahora de los accesorios! Aunque no son esenciales, los accesorios pueden ser increíblemente útiles para proporcionarle apoyo y mejorar su práctica. Aquí mostramos algunos accesorios que son especialmente beneficiosos para las personas mayores:

Bloques de Yoga: En primer lugar, estos prácticos compañeros pueden ayudarle a conseguir una alineación adecuada en sus posturas. Como yogui anciano, mantener una buena alineación es crucial para evitar tensiones o lesiones. Por ejemplo, si le resulta difícil llegar al suelo en un pliegue hacia delante de pie, simplemente coloque un bloque de yoga debajo de las manos. ¡Voilà! Ahora cuenta con una base sólida para apoyar su postura y puede experimentar los beneficios de la misma sin esfuerzos innecesarios.

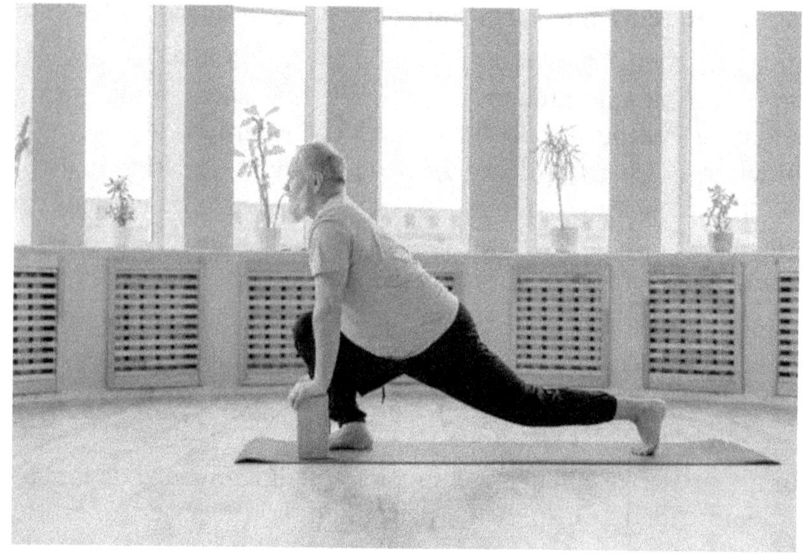

Un hombre se estira utilizando bloques de yoga
https://www.pexels.com/photo/a-man-stretching-while-using-wooden-blocks-7500655/

Además, los bloques de yoga son herramientas fantásticas para aumentar gradualmente la flexibilidad. Digamos que está trabajando la flexibilidad en los pliegues sentándose hacia delante. Si llegar a los dedos de los pies le parece un sueño lejano, ¡no se preocupe! Coloque un bloque de yoga delante suyo y apoye las manos en su superficie. A medida que sus músculos entren en calor y se vayan aflojando, puede ir reduciendo la altura del bloque hasta llegar a tocarse los dedos de los pies con facilidad. Es como una escalera paso a paso hacia la flexibilidad, diseñada para que su viaje sea más seguro y agradable.

Además, los bloques de yoga pueden utilizarse para prácticas terapéuticas y reparadoras. Si anhela una relajación profunda, pruebe a utilizar un bloque para apoyar la espalda durante una postura suave que abra el corazón. Túmbese boca arriba con el bloque bajo los omóplatos y deje que se despliegue la magia. El bloque le proporcionará una suave elevación, abriendo el pecho e invitando a una sensación de amplitud y calma.

Cintas de yoga: Una de las formas más comunes de utilizar una cinta de yoga es para profundizar en los estiramientos. Imagine que está sentado en su esterilla con las piernas extendidas delante suyo, intentando alcanzarse los dedos de los pies. Pero esos dedos parecen estar a kilómetros de distancia. Puede enrollar la correa alrededor de las puntas de los pies, agarrarse a sus extremos y tirar suavemente hacia delante. De repente, los dedos de los pies están a su alcance y puede disfrutar de un estiramiento satisfactorio.

Las cintas de yoga también son útiles para mejorar la postura. Tanto si tiene la espalda encorvada como los hombros redondeados, estas correas mágicas pueden hacer maravillas. Imagínese de pie, sujetando la correa con los brazos extendidos por encima de la cabeza y ampliando gradualmente el agarre. Sienta la dulce sensación de que el pecho se abre y los hombros se retraen. Su columna le agradecerá el suave tirón de la correa, que la guiará hasta la alineación perfecta.

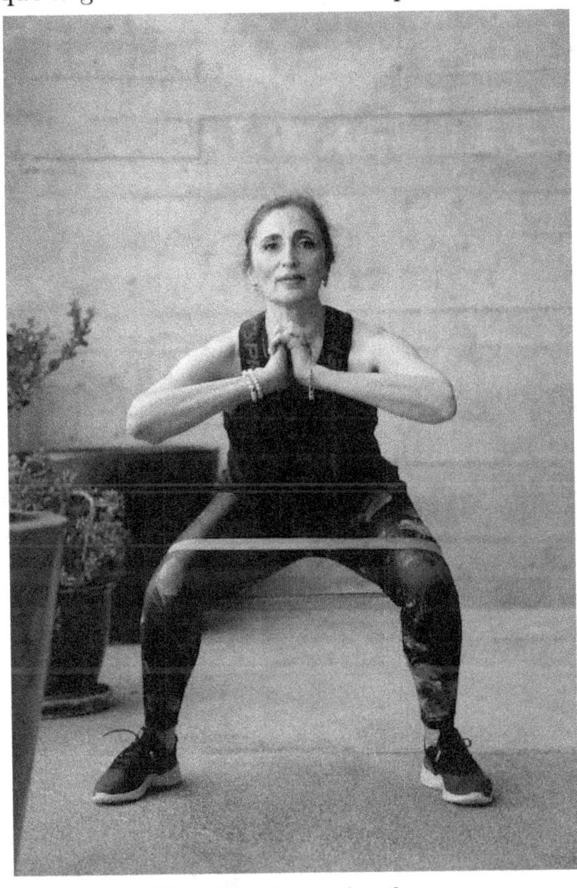

Mujer utilizando una cinta de yoga
https://www.pexels.com/photo/woman-in-sportswear-working-out-8809599/

Almohadones: Un almohadón es un cojín firme y cilíndrico que proporciona apoyo y comodidad durante las posturas de relajación. Lo primero es lo primero: ¿qué es exactamente un almohadón? Imagine un amigo acolchado, listo para echarle una mano durante su práctica de yoga. Los almohadones son cojines alargados, firmes pero mullidos, diseñados para proporcionar apoyo, alineación y un toque de comodidad durante varias posturas. Piense en ellos como sus compañeros de yoga, un animador personal, siempre ahí para levantarle cuando más lo necesite.

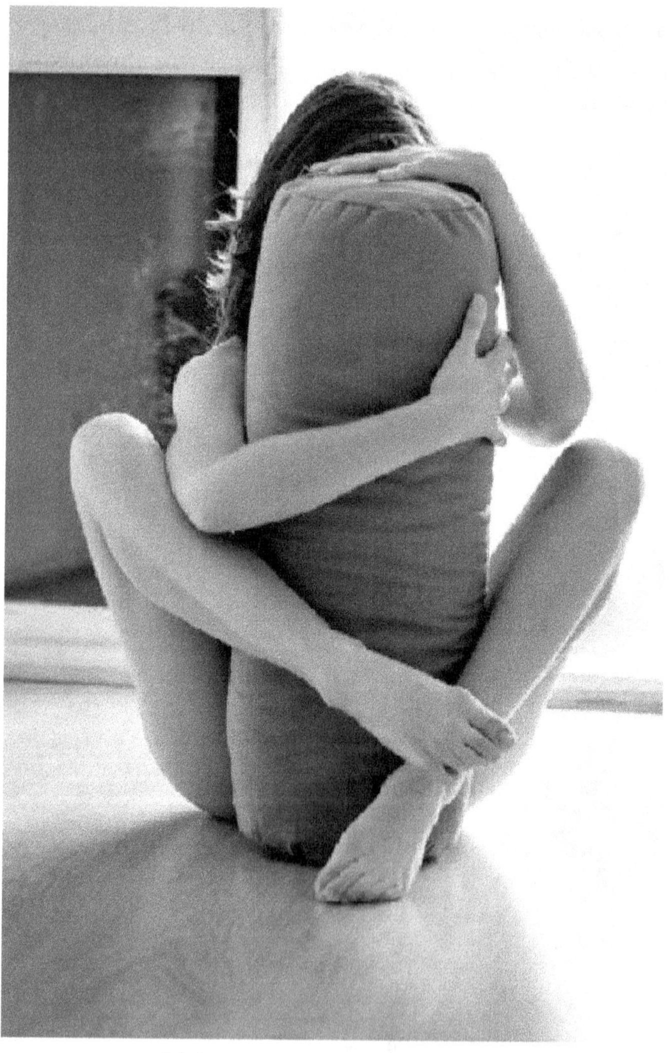

Mujer sentada con un cojín de yoga

Mentalidad y disciplina

Al comenzar con su práctica de yoga, es esencial que se equipe con las herramientas mentales adecuadas para garantizar una experiencia satisfactoria. Además del aspecto físico del yoga, la mentalidad y la disciplina desempeñan un papel crucial para maximizar los beneficios y mantener la constancia.

Ante todo, cultivar una mentalidad positiva es fundamental a la hora de iniciarse en el yoga. Piense que nunca es demasiado tarde para emprender un nuevo viaje y que su cuerpo es capaz de hacer cosas increíbles. Recuerde que la edad es sólo un número y que la belleza del yoga reside en su adaptabilidad a las distintas capacidades y limitaciones. Acérquese a la práctica con una mente abierta, sin juzgarse ni compararse. El camino de cada persona es único, y el progreso debe medirse por el crecimiento personal y el conocimiento de uno mismo, más que por criterios externos. Si adopta una mentalidad positiva, sentará una base sólida para una práctica de yoga gratificante.

La disciplina es otro ingrediente clave en la receta del éxito. Como persona mayor, es importante que reconozca que la constancia es clave para cosechar todos los beneficios del yoga. Establezca un horario realista que se adapte a su estilo de vida y comprométase con él de todo corazón. Trate su práctica de yoga como una prioridad, como cualquier otro aspecto importante de su rutina diaria. Ya sea por la mañana temprano, al mediodía o por la noche, encuentre el momento que mejor le venga y cúmplalo. La constancia no sólo le ayudará a desarrollar la fuerza física, la flexibilidad y el equilibrio, sino que también mejorará la concentración mental, la calma y el bienestar general.

Para mantener la disciplina, considere la posibilidad de encontrar un compañero de responsabilidad o únase a una clase de yoga diseñada específicamente para personas mayores. Relacionarse con personas de ideas afines puede proporcionarle ánimo, apoyo y un sentido de comunidad, haciendo que su viaje de yoga sea más agradable y motivador. Además, establecer objetivos pequeños y alcanzables puede ayudarle a mantenerse centrado y motivado. Celebre cada hito, por pequeño que sea, ya que significa progreso y dedicación a su práctica.

Como persona mayor, es fundamental que escuche a su cuerpo y practique yoga con atención. Respete sus limitaciones y modifique las posturas según sea necesario para garantizar la seguridad y la comodidad. Céntrese en movimientos suaves, conciencia de la respiración y meditación para mejorar la flexibilidad, la movilidad articular y la claridad mental. Poco a poco, es posible que progrese y consiga posturas que antes le parecían inalcanzables. Confíe en el proceso, tenga paciencia consigo mismo y priorice siempre el autocuidado.

Las reglas del yoga

Mientras se sumerge en esta nueva aventura, vamos a explorar algunas pautas esenciales que debe tener en cuenta al adentrarse en el maravilloso mundo del yoga.

Ahora bien, una de las cosas más importantes que hay que tener en cuenta como yogui de la tercera edad es la seguridad. No debe forzarse demasiado ni forzar ningún músculo. Por eso, antes de empezar, consulte a su médico para asegurarse de que el yoga es una actividad adecuada para usted. Una vez que obtenga luz verde, ¡es hora de extender la esterilla y hacer su primera pose!

Cuando se trata de entrar y salir de las posturas de yoga, es fundamental recordar que despacio y con constancia se gana la carrera. Del mismo modo que entra en una postura con elegancia, debe salir de ella de la misma manera. Imagínese a sí mismo como un hermoso cisne que se desliza en el agua y luego sale con gracia. Salir de una postura con la misma intención y conciencia le ayudará a mantener el control y a evitar movimientos bruscos que podrían provocarle lesiones.

Tomemos como ejemplo la clásica "Postura de la Montaña". Para adoptar esta postura, manténgase erguido con los pies separados a la anchura de las caderas, apoyándose en la tierra. Levante el pecho, relaje los hombros y extienda los brazos a lo largo del cuerpo. Cuando llegue el momento de salir de la postura, mantenga esa sensación de estabilidad mientras baja lentamente los brazos, relaja el pecho y libera suavemente la tensión de los hombros. Sienta la conexión entre los pies y el suelo mientras vuelve con elegancia a una postura neutra.

Recuerde que el yoga consiste en escuchar al cuerpo. Si algo no le sienta bien o le causa dolor, es esencial que modifique o se salte esa postura en concreto. No dude en utilizar accesorios como bloques o correas para apoyar su práctica y hacerla más accesible.

Ahora, hablemos de abandonar una postura o detener un ejercicio de respiración si surge alguna molestia. El yoga nunca debe ser doloroso. Si siente algún tipo de molestia, ya sea una sensación aguda, tensión o simplemente algo que no le parece bien, es esencial que abandone esa postura o haga una pausa en el ejercicio de respiración inmediatamente. Su comodidad y seguridad son lo más importante.

Cuando se sienta incómodo, tómese un momento para evaluar la situación. ¿Se está esforzando demasiado? ¿Está forzando los músculos o las articulaciones? Si la respuesta es afirmativa, es hora de modificar o abandonar por completo la postura.

Recuerde que el yoga no es una competición. Se trata de encontrar el equilibrio, la armonía y una sensación de paz interior. Sea amable consigo mismo y afronte cada práctica con una actitud de autoaceptación y amor propio. Su cuerpo es único y merece ser tratado con el máximo respeto y cuidado.

Si no está seguro de cómo soltar una postura o detener un ejercicio de respiración, pida consejo a un profesor de yoga experto y con experiencia. Ellos pueden proporcionarle modificaciones personalizadas y ofrecerle información valiosa para ayudarle a practicar de forma segura.

Ahora, abordemos la regla de oro: nunca se apoye ni ejerza presión sobre una zona del cuerpo que ya esté sufriendo dolor. El dolor es la forma que tiene el cuerpo de decirte que algo va mal, y forzarlo puede provocar más lesiones o agravar las dolencias existentes. En su lugar, escuche los susurros de su cuerpo y modifique las posturas en consecuencia. Por ejemplo, si le duelen las rodillas, pruebe a colocar un cojín o una manta doblada debajo de ellas durante posturas como la del niño o la del héroe. Esto le proporcionará el apoyo que tanto necesita y aliviará cualquier tensión innecesaria.

Ahora, abordemos la regla de oro: nunca se apoye ni ejerza presión sobre una zona del cuerpo que ya esté sufriendo dolor. El dolor es la forma que tiene el cuerpo de decirle que algo va mal, y forzarlo puede provocar más lesiones o agravar las dolencias existentes. En su lugar, escuche los susurros de su cuerpo y modifique las posturas en consecuencia. Por ejemplo, si le duelen las rodillas, pruebe a colocar un cojín o una manta doblada debajo de ellas durante posturas como la "del niño" o la "del héroe". Esto le proporcionará el apoyo que tanto necesita y aliviará cualquier tensión innecesaria.

Ahora, armado con estos conocimientos, está listo para sumergirse aún más en el corazón del yoga. Los próximos capítulos le llevarán a través de un viaje cautivador a través de varios estilos de yoga, posturas y técnicas diseñadas específicamente para las personas mayores. Desde el suave Hatha Yoga hasta los vigorizantes flujos Vinyasa, pasando por el Yin Yoga reconstituyente hasta la atención plena de la meditación, exploraremos el rico tapiz de posibilidades que ofrece el yoga.

Cada página que pase le revelará nuevos conocimientos, consejos prácticos e inspiración que le ayudarán a avanzar en su práctica de yoga. Le guiaremos a través del arte de las técnicas de respiración, la exploración de la alineación corporal y el cultivo consciente de la conciencia. ¡Descubrirá formas de adaptar el yoga a sus necesidades y limitaciones físicas, garantizando una práctica segura y agradable!

Capítulo 3: Empezando por la respiración (Pranayama)

El Pranayama, un aspecto importante del yoga, abarca diversas técnicas respiratorias centradas en el control y la manipulación de la respiración para el bienestar físico, mental y espiritual. Derivado de las palabras sánscritas *"prana"* (que significa fuerza vital o energía vital) y *"yama"* (que significa control o restricción), el Pranayama pretende cultivar y dirigir esta fuerza vital dentro del cuerpo, fomentando un equilibrio armonioso entre la mente, el cuerpo y el espíritu. Con orígenes en antiguas escrituras indias y textos yóguicos, el Pranayama se ha practicado durante siglos y sigue siendo una parte integrante del yoga contemporáneo.

La práctica del Pranayama ofrece numerosos beneficios, tanto a nivel físico como mental. En primer lugar, mejora la función respiratoria al aumentar la capacidad pulmonar y mejorar la eficacia de la respiración. Al regular conscientemente la respiración, se puede profundizar y ralentizar la misma, calmando así el sistema nervioso y reduciendo el estrés y la ansiedad. Esto, a su vez, favorece la relajación, la claridad mental y el equilibrio emocional. Las técnicas de Pranayama se emplean a menudo como herramienta para controlar y reducir los síntomas de trastornos relacionados con el estrés, como la hipertensión, el insomnio y la depresión.

Además, el Pranayama desempeña un papel vital en la purificación del cuerpo y el rejuvenecimiento de los órganos. Mediante la práctica de ejercicios respiratorios específicos, los practicantes pueden estimular los procesos de desintoxicación del organismo, contribuyendo a la eliminación de toxinas y mejorando la vitalidad general. Además, la inhalación y la exhalación controladas durante el Pranayama ayudan a oxigenar la sangre, nutriendo las células y los tejidos y mejorando la salud física general. La expansión y contracción rítmicas del diafragma también masajean los órganos internos, favoreciendo su funcionamiento óptimo.

Además de los beneficios físicos y mentales, el Pranayama se considera una puerta de entrada al crecimiento espiritual y la autorrealización. Según la filosofía yóguica, la respiración está estrechamente relacionada con nuestra fuerza vital o prana. Regulando y dirigiendo la respiración, se puede acceder a las dimensiones más profundas de la conciencia. Las técnicas de Pranayama se practican a menudo como precursoras de la meditación, facilitando la quietud y la concentración necesarias para un viaje interior. A través de la práctica constante, las personas que lo practiquen pueden experimentar un mayor sentido de la conciencia, una mayor intuición y una conexión más profunda con su ser interior.

El Pranayama suele practicarse en un entorno tranquilo y silencioso, preferiblemente a primera hora de la mañana, cuando la mente está relativamente calmada y fresca. Sin embargo, se puede practicar en cualquier momento del día, adaptándose a los horarios y preferencias de cada uno. En general, se recomienda practicar Pranayama con el estómago vacío o al menos unas horas después de comer. Llevar ropa cómoda y adoptar una postura cómoda sentado, como con las piernas cruzadas o en una silla, es esencial para permitir una práctica relajada y sin interrupciones.

La práctica del Pranayama consta de varias técnicas, cada una con su propia finalidad y efectos. Algunas de las técnicas más practicadas son la respiración abdominal profunda (respiración diafragmática), la respiración nasal alterna (Nadi Shodhana) y la respiración victoriosa (Ujjayi). Se recomienda aprender y practicar estas técnicas bajo la guía de un instructor experimentado para garantizar la postura correcta, el ritmo respiratorio y la seguridad.

Sukhasana

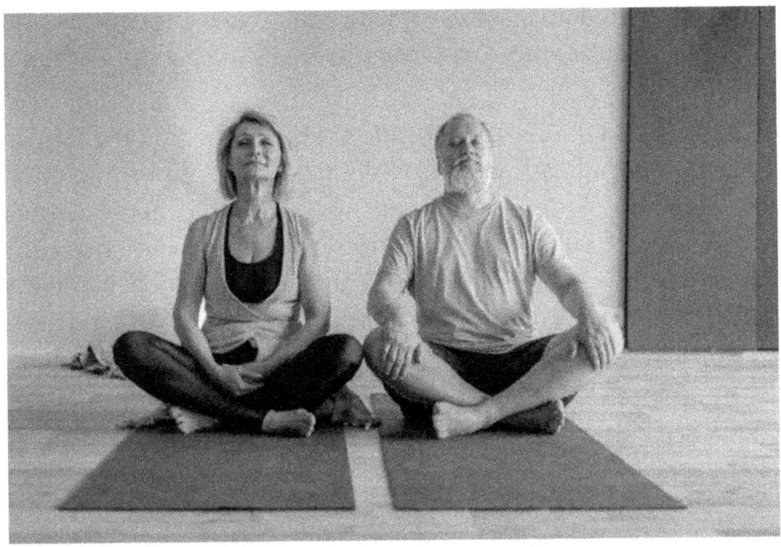

Hombre y mujer practicando yoga juntos

Aunque se pueden adoptar distintas posturas sentadas para practicar el Pranayama, algunas se consideran más propicias para profundizar en la práctica y obtener resultados óptimos. Entre ellas, la postura más adecuada para practicar el pranayama es la Sukhasana, o postura fácil.

La Sukhasana es una postura con las piernas cruzadas, sencilla pero eficaz que proporciona estabilidad, comodidad y una alineación equilibrada del cuerpo. Para adoptar esta postura, busque un espacio tranquilo y limpio donde pueda sentarse cómodamente. Comience sentándose en el suelo o sobre un cojín firme, dejando que las piernas se plieguen suavemente delante suyo. Coloque las manos sobre las rodillas o los muslos, con las palmas hacia arriba o hacia abajo, según prefiera.

Las principales ventajas de la Sukhasana para la práctica del Pranayama residen en su capacidad para promover la relajación, la estabilidad y la apertura. La conexión con el suelo de la postura le permite sentirse conectado a la Tierra, fomentando una sensación de estabilidad y facilidad. Esta estabilidad es esencial para canalizar la energía y mantener la concentración durante los ejercicios de Pranayama.

Además, la Sukhasana ayuda a abrir el pecho, permitiendo una respiración profunda y expansiva. La postura erguida alinea la columna vertebral, asegurando que la respiración pueda fluir libremente y sin esfuerzo a través del cuerpo. Al mantener la columna erguida y relajada, los pulmones tienen más espacio para expandirse, lo que conduce a inhalaciones y exhalaciones más profundas, maximizando los beneficios del Pranayama.

Otra ventaja de la Sukhasana es que ayuda a calmar la mente y cultiva un estado de tranquilidad mental. Al sentarse en esta postura, el cuerpo se siente apoyado y tranquilo, lo que permite a la mente asentarse y concentrarse más fácilmente. El estado de relajación del cuerpo influye directamente en la calidad de la respiración y potencia el aspecto meditativo de la práctica del Pranayama. Además de la Sukhasana, se pueden emplear variaciones de la postura sentada para adaptarse a las necesidades individuales o a las limitaciones físicas.

Aunque la Sukhasana se recomienda a menudo como la postura más adecuada para el Pranayama, es esencial escuchar al cuerpo y adaptarse según sea necesario. Algunas personas pueden encontrar otras posturas, como la Vajrasana (postura del diamante) o sentarse en una silla con la columna erguida, más adecuadas para sus circunstancias particulares. La clave está en encontrar una postura que permita sentarse cómodamente durante un periodo prolongado, sin tensión ni molestias.

Bhastrika Pranayama

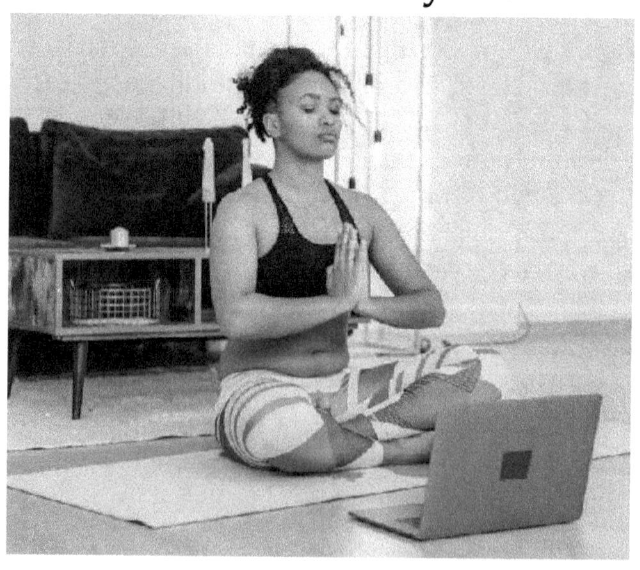

Mujer practicando yoga Bhastrika Pranayama

https://www.pexels.com/photo/woman-doing-yoga-while-using-a-laptop-6767999/

Bhastrika Pranayama es una poderosa técnica de respiración yóguica que tiene una inmensa importancia en el ámbito del yoga y la meditación. Derivado de las palabras sánscritas "Bhastrika", que significa "fuelle", y "Pranayama", que significa "control de la fuerza vital", el Bhastrika Pranayama es conocido por sus efectos energizantes y purificadores sobre el cuerpo y la mente. Este ejercicio de respiración dinámica consiste en inhalar y exhalar con fuerza, asemejándose a la acción de bombeo de un fuelle de herrero.

La práctica del Pranayama Bhastrika comienza adoptando una postura cómoda sentado, preferiblemente en una postura de meditación como Padmasana (Postura del Loto) o Sukhasana (Postura Fácil). Es esencial mantener la columna erguida y el cuerpo relajado durante la práctica para que la respiración fluya con suavidad. Una vez en posición, el practicante se centra en inhalar y exhalar profundamente por la nariz, utilizando el diafragma y los músculos abdominales para crear un patrón respiratorio rítmico y enérgico.

La técnica clave del Pranayama Bhastrika consiste en inhalar y exhalar con fuerza alternativamente. Inhalando profunda y rápidamente por la nariz, el practicante expande los pulmones y los llena con una cantidad considerable de aire fresco. A esta inhalación le sigue una exhalación enérgica, en la que la respiración se expulsa con una potente ráfaga, empujando los músculos abdominales hacia dentro para expulsar el aire por completo. El proceso se repite en un ciclo continuo y vigoroso, en el que la respiración se expulsa con fuerza y en sincronía con el movimiento del diafragma.

Este ejercicio de respiración intensa estimula el sistema respiratorio, aumenta el consumo de oxígeno y mejora la capacidad pulmonar. El rápido intercambio de oxígeno y dióxido de carbono ayuda a limpiar el sistema respiratorio, eliminando toxinas e impurezas del cuerpo. El Bhastrika Pranayama también activa el sistema cardiovascular, mejorando la circulación sanguínea y favoreciendo la salud del corazón.

Los efectos energizantes del Bhastrika Pranayama se extienden más allá del cuerpo físico. El aumento del suministro de oxígeno al cerebro mejora la claridad mental y la concentración. La práctica también despierta los centros energéticos dormidos del cuerpo, conocidos como chakras, facilitando el flujo de prana (fuerza vital) y promoviendo la vitalidad general. La naturaleza rítmica y enérgica de la respiración genera calor en el cuerpo, generando una sensación de calidez y vigorización.

Además de sus beneficios físicos y mentales, el Bhastrika Pranayama desempeña un papel importante en las prácticas espirituales. La práctica de este pranayama activa el chakra Manipura, sede del poder personal y la fuerza de voluntad. Ayuda a equilibrar y alinear los centros de energía sutil, allanando el camino para el crecimiento espiritual y la autorrealización.

Al igual que con cualquier práctica de Pranayama, es crucial abordar el Pranayama Bhastrika con precaución y bajo la guía de un instructor de yoga cualificado. Las personas con afecciones respiratorias, cardíacas o hipertensión deben practicar esta técnica con moderación o consultar a un médico antes de empezar.

Nadi Shodhana

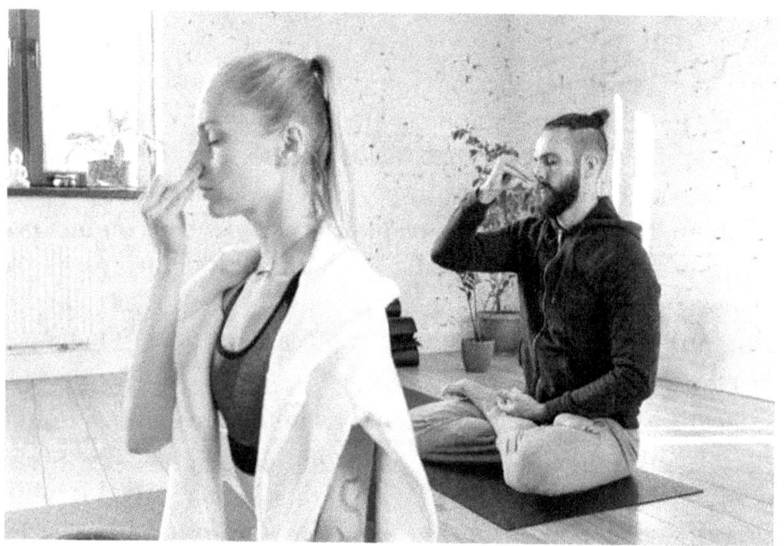

Hombre y mujer practicando Nadi Shodhana
https://www.pexels.com/photo/a-man-and-a-woman-doing-yoga-6648543/

Nadi Shodhana, también conocida como respiración nasal alterna, es una poderosa técnica de respiración yóguica que se practica desde hace siglos. "Nadi" se refiere a los canales de energía del cuerpo, mientras que "Shodhana" significa purificación. El objetivo de esta técnica es equilibrar y purificar los canales de energía sutil, promoviendo el bienestar físico, mental y emocional. Nadi Shodhana se considera una de las prácticas de Pranayama más eficaces, ya que ofrece numerosos beneficios para la mente, el cuerpo y el espíritu.

La práctica de Nadi Shodhana consiste en alternar la respiración entre las fosas nasales izquierda y derecha. Utilizando el pulgar y el anular de la mano derecha para cerrar y abrir las fosas nasales, se regula el flujo de la respiración. Se cree que esta técnica armoniza los dos hemisferios del cerebro, equilibrando las energías masculina y femenina en nuestro interior.

Para practicar Nadi Shodhana, siéntese cómodamente y relaje el cuerpo. Cierre los ojos y respire profundamente varias veces para centrarse. Empiece con la mano derecha, utilizando el pulgar para cerrar la fosa nasal derecha y el anular para cerrar la izquierda.

Empiece cerrando la fosa nasal derecha e inspirando por la izquierda. A continuación, cierre la fosa nasal izquierda y exhale por la derecha. Continúe repitiendo este patrón, inhalando por la fosa nasal izquierda y exhalando por la derecha. Después de cada exhalación, inhale por la misma fosa nasal, cambie de lado y repita el proceso.

El ritmo de Nadi Shodhana es crucial. La inhalación y la exhalación deben tener la misma duración y ser suaves, sin tensión ni fuerza. La respiración debe fluir sin esfuerzo, permitiendo que la mente se asiente y el cuerpo se relaje. A medida que continúe la práctica, puede aumentar gradualmente la duración de cada inhalación y exhalación, pero siempre dentro de su zona de confort.

Nadi Shodhana tiene varios beneficios profundos. En primer lugar, ayuda a equilibrar la energía dentro del cuerpo, asegurando que ninguna de las partes sea dominante. Este equilibrio promueve una sensación de armonía y equilibrio. También aporta claridad y concentración a la mente, ayudando a aliviar el estrés, la ansiedad y la fatiga mental. Al regular la respiración y calmar el sistema nervioso, Nadi Shodhana induce un estado de relajación y tranquilidad.

Además, esta técnica purifica los canales de energía, eliminando cualquier bloqueo u obstrucción. Mejora el flujo de prana, la energía vital, por todo el cuerpo, lo que aumenta la vitalidad y el bienestar general. La práctica regular de Nadi Shodhana también puede mejorar la función respiratoria, aumentar la capacidad pulmonar y reducir la presión arterial.

A un nivel sutil, Nadi Shodhana ayuda a equilibrar los nadis ida y pingala, los dos principales canales de energía que recorren la columna vertebral. Cuando estos canales están equilibrados, la energía espiritual latente, conocida como Kundalini, puede ascender libremente por el canal central, el nadi sushumna, lo que conduce al despertar espiritual y a la autorrealización.

Incorporar Nadi Shodhana a la rutina diaria puede ser muy beneficioso. Puede practicarse por la mañana para preparar la mente para el día siguiente, durante situaciones de estrés para recuperar la calma o antes de la meditación para profundizar en la práctica. La constancia es la clave, así que intente practicarlo con regularidad y conviértalo en parte de su rutina de bienestar integral.

Kapalbhati Pranayama

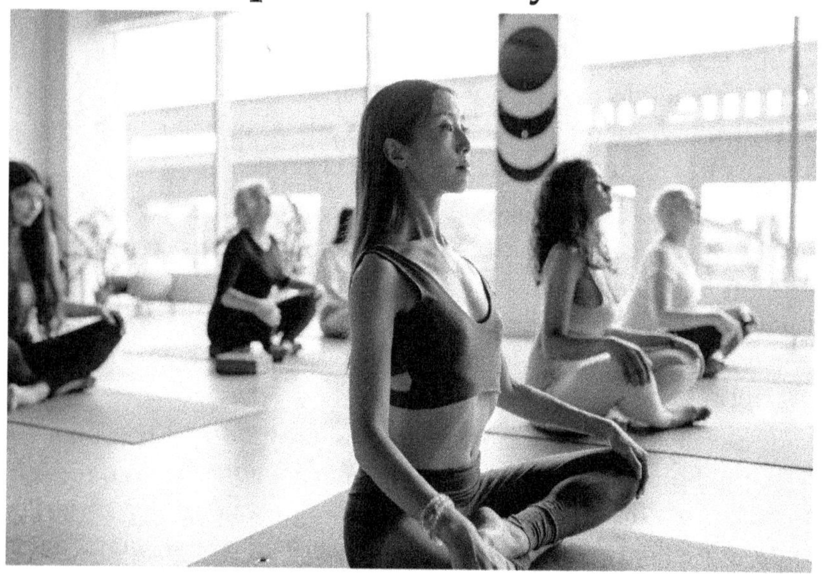

Grupo de mujeres practicando Kapalbhati Pranayama
https://www.pexels.com/photo/group-of-women-doing-yoga-8436725/

Kapalbhati Pranayama es una poderosa técnica respiratoria que tiene su origen en las antiguas tradiciones yóguicas de la India. Es una forma de ejercicio respiratorio de limpieza que implica exhalaciones rápidas y enérgicas e inhalaciones pasivas. La palabra "kapalbhati" deriva de las palabras sánscritas "kapal", que significa cráneo, y "bhati", que significa brillar o iluminar. Se cree que esta técnica de Pranayama purifica la mente y el cuerpo, aportando claridad y vitalidad.

La práctica del Kapalbhati Pranayama consiste en sentarse en una posición cómoda con las piernas cruzadas, la columna erguida y las manos apoyadas en las rodillas. El practicante comienza inhalando profundamente y exhalando con fuerza por la nariz, mediante una contracción abdominal rápida y aguda. La espiración es activa y enérgica, mientras que la inhalación es pasiva y relajada. Esta exhalación rápida seguida de una inhalación pasiva se repite siguiendo un patrón rítmico.

Uno de los principales beneficios del Kapalbhati Pranayama es su capacidad para limpiar y rejuvenecer el sistema respiratorio. Las exhalaciones enérgicas ayudan a expulsar el aire viciado y las toxinas de los pulmones, mientras que las inhalaciones pasivas permiten la entrada de oxígeno fresco en el cuerpo. Este proceso ayuda a mejorar la capacidad pulmonar, aumentar el suministro de oxígeno a la sangre y mejorar la función respiratoria en general.

Además de sus beneficios físicos, el Kapalbhati Pranayama también es conocido por sus efectos positivos sobre el bienestar mental y emocional. Las rápidas exhalaciones estimulan el plexo solar, considerado como la sede de la energía en el cuerpo. Esto puede crear una sensación de vigor y despertar la mente, favoreciendo la claridad mental y la concentración. Se cree que la práctica regular de Kapalbhati Pranayama ayuda a aliviar el estrés, la ansiedad y la depresión, aportando una sensación de calma y paz interior.

Además, se dice que el Kapalbhati Pranayama tiene efectos beneficiosos sobre el sistema digestivo. Las fuertes contracciones abdominales durante la espiración masajean los órganos abdominales, incluidos el estómago, el hígado y el páncreas. Esto puede mejorar la digestión, estimular el metabolismo y ayudar a controlar el peso. Es importante señalar que el Kapalbhati Pranayama debe practicarse con el estómago vacío para evitar cualquier molestia.

La práctica de Kapalbhati Pranayama también favorece la desintoxicación del organismo. Las rápidas exhalaciones aumentan la circulación de la sangre y el líquido linfático, facilitando la eliminación de residuos y toxinas del cuerpo. Este efecto de limpieza puede contribuir a aclarar la piel, mejorar el cutis y desintoxicar los órganos en general.

Sin embargo, es crucial abordar la práctica del Kapalbhati Pranayama con precaución y bajo la guía de un instructor de yoga cualificado. Las personas con hipertensión, afecciones cardiacas, trastornos respiratorios, hernia o cualquier otro problema médico previo, deben consultar a un profesional sanitario antes de intentar esta técnica de Pranayama. Es importante empezar despacio y aumentar gradualmente la duración y la intensidad de la práctica con el tiempo.

Ujjayi Pranayama

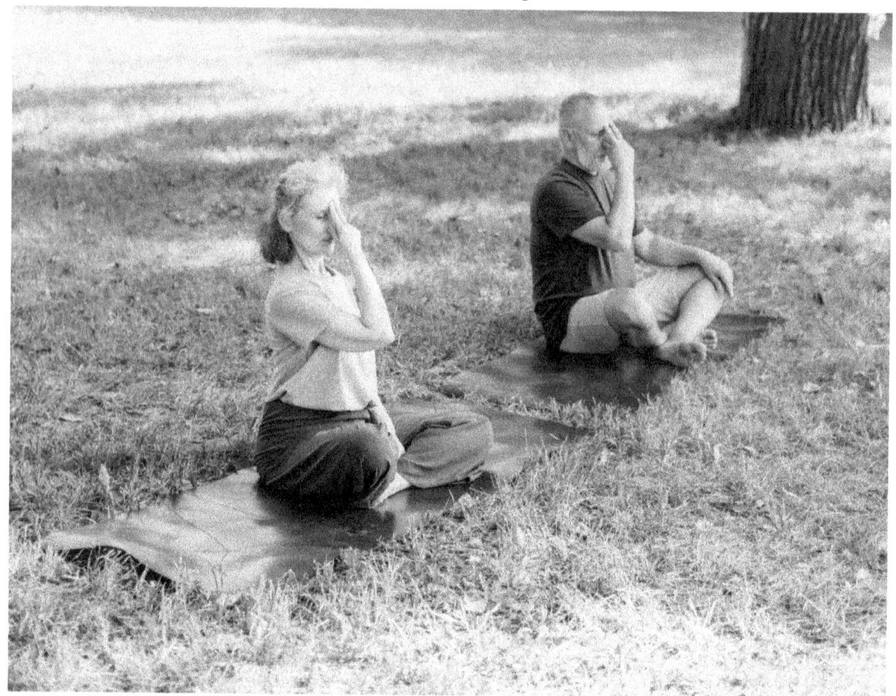

Una pareja sentada en una esterilla de yoga mientras practica Ujjayi Pranayama
https://www.pexels.com/photo/an-elderly-couple-sitting-on-yoga-mat-while-meditating-8940021/

Entre las numerosas técnicas de pranayama, Ujjayi Pranayama ocupa un lugar destacado. Conocida como la "Respiración Victoriosa" o la "Respiración del Océano", Ujjayi Pranayama es una técnica profunda y audible que no sólo mejora la conexión mente-cuerpo, sino que también promueve la relajación, la claridad y la vitalidad.

El Ujjayi Pranayama consiste en inhalar y exhalar por la nariz mientras se contrae ligeramente la parte posterior de la garganta, creando un suave silbido o sonido oceánico. El sonido recuerda el ritmo relajante de las olas del océano, lo que ayuda a anclar la mente y centrar la atención en el interior. Al dirigir la respiración conscientemente, el Ujjayi Pranayama nos permite aprovechar nuestro sistema nervioso parasimpático, desencadenando una respuesta de relajación y reduciendo el estrés.

La práctica del Ujjayi Pranayama ofrece varios beneficios para el bienestar físico y mental. En primer lugar, mejora la capacidad pulmonar y la oxigenación. Las respiraciones lentas y controladas que se practican durante el Ujjayi Pranayama facilitan las inhalaciones y exhalaciones profundas, mejorando la eficacia de la transferencia de oxígeno al torrente sanguíneo. Este mayor aporte de oxígeno nutre las células, los tejidos y los órganos del cuerpo, favoreciendo la salud y la vitalidad generales.

Además, el Ujjayi Pranayama ayuda a regular el sistema nervioso autónomo, que gobierna nuestras respuestas fisiológicas. Al activar la rama parasimpática del sistema nervioso, esta técnica induce un estado de calma y relajación. Puede ser especialmente beneficiosa para las personas que sufren ansiedad, estrés o insomnio, ya que calma la mente y alivia la tensión del cuerpo.

Además, el Ujjayi Pranayama cultiva el enfoque mental y la concentración. El sonido audible que se produce durante la práctica sirve de ancla para la mente, ayudando a redirigir los pensamientos y a separarse de las distracciones externas. Esta mayor sensación de concentración puede extenderse más allá de la esterilla de yoga, aumentando la productividad y la claridad en la vida cotidiana.

También se dice que la práctica del Ujjayi Pranayama equilibra los sistemas energéticos sutiles del cuerpo. Según la filosofía yóguica, el prana, o fuerza vital, fluye a través de unos canales de energía conocidos como nadis. Al regular la respiración y optimizar el flujo de prana, el Ujjayi Pranayama ayuda a equilibrar estas energías sutiles, favoreciendo el equilibrio físico y emocional.

Para practicar Ujjayi Pranayama, busque una postura cómoda sentado. Cierre los ojos y relaje el cuerpo. Inspire profundamente por la nariz, contrayendo ligeramente la parte posterior de la garganta para crear el característico sonido oceánico. Al exhalar, mantenga la constricción de la garganta, produciendo de nuevo el sonido. Continúe con esta respiración lenta y rítmica, centrándose en el sonido y la sensación de la respiración. Empiece con solo unos minutos de práctica y vaya aumentando gradualmente la duración a medida que se sienta más cómodo.

Es importante tener en cuenta que, aunque el Ujjayi Pranayama suele ser seguro para la mayoría de las personas, es aconsejable consultar a un instructor de yoga cualificado o a un profesional sanitario antes de iniciar una nueva práctica respiratoria, sobre todo si se padece alguna afección respiratoria o cardiovascular.

Las técnicas de respiración controlada del Pranayama favorecen la relajación, reducen el estrés y mejoran la función pulmonar, lo que puede ser especialmente beneficioso para las personas mayores con afecciones respiratorias. También ayuda a las personas mayores a cultivar la atención plena, lo que les permite conectar con su cuerpo y abrazar el momento presente.

Además, el yoga Pranayama puede mejorar la salud cardiovascular, estimular la función inmunitaria y mejorar la claridad mental, ¡lo que proporcionará a las personas mayores un enfoque holístico para mantener su salud física y mental!

Capítulo 4: Estiramientos de yoga

Los estiramientos de yoga, también conocidos como asanas, forman parte integrante de la antigua práctica del yoga. Estos movimientos suaves pero poderosos ofrecen multitud de beneficios físicos y mentales. Los estiramientos de yoga combinan la respiración consciente con posturas corporales deliberadas, fomentando la flexibilidad, la fuerza y el equilibrio.

Desde los suaves estiramientos de la "Postura del Niño" hasta los vigorizantes giros de la "Torsión Espinal Sentada", cada asana se dirige a grupos musculares específicos y promueve la relajación, la mejora de la circulación y la calma mental. ¡Abrace el poder transformador de los estiramientos de yoga y abra el camino hacia la armonía interior y la vitalidad!

Postura del niño (Balasana)

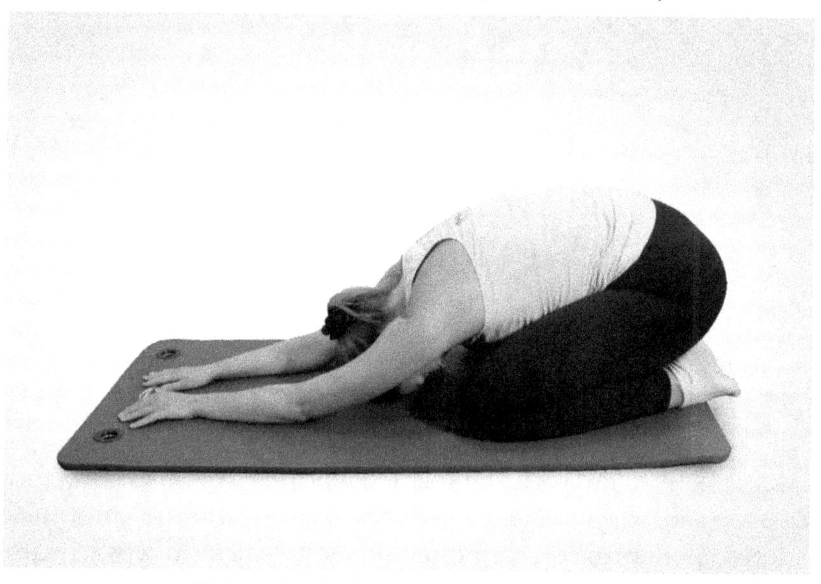

Mujer estirando el cuerpo en postura del niño

La postura del niño estira suavemente las caderas, los muslos y la parte baja de la espalda, favoreciendo la relajación y liberando la tensión de la columna vertebral.

Instrucciones:

1. Empiece sobre las manos y las rodillas, con las rodillas separadas a la anchura de las caderas y los dedos gordos de los pies tocándose.

2. Siéntese sobre los talones y baje lentamente el torso entre los muslos.

3. Extienda los brazos hacia delante y apoye la frente en la esterilla.

4. Relaje los hombros y deje que la columna se alargue.

5. Respire profundamente y mantenga la postura durante 1 o 2 minutos, concentrándose en liberar la tensión con cada exhalación.

Perro Boca Abajo (Adho Mukha Svanasana)

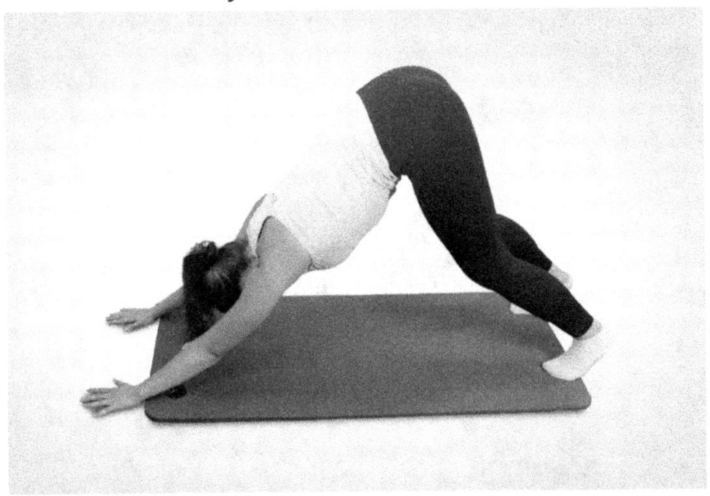

Mujer Haciendo Yoga En Postura De Perro Boca Abajo Sobre Esterilla

El perro boca abajo es una postura clásica de yoga que estira todo el cuerpo, especialmente los isquiotibiales, las pantorrillas, los hombros y la columna vertebral.

Instrucciones:

1. Empiece sobre las manos y las rodillas, con las manos ligeramente por delante de los hombros y las rodillas directamente debajo de las caderas.

2. Doble los dedos de los pies hacia abajo, levante las rodillas de la esterilla y estire lentamente las piernas mientras levanta las caderas hacia arriba y hacia atrás.

3. Presione las palmas de las manos firmemente sobre la esterilla, abriendo bien los dedos para una mayor estabilidad.

4. Contraiga el tronco e intente alargar la columna, dejando que los talones se hundan en la esterilla.

5. Mantenga la cabeza y el cuello relajados, mirando hacia los muslos o el ombligo.

6. Mantenga la postura durante 1 o 2 minutos, respirando profundamente y concentrándose en el estiramiento de los isquiotibiales y los hombros.

7. Para salir de la postura, doble suavemente las rodillas y baje las caderas hacia la esterilla.

Flexión de pie hacia delante (Uttanasana)

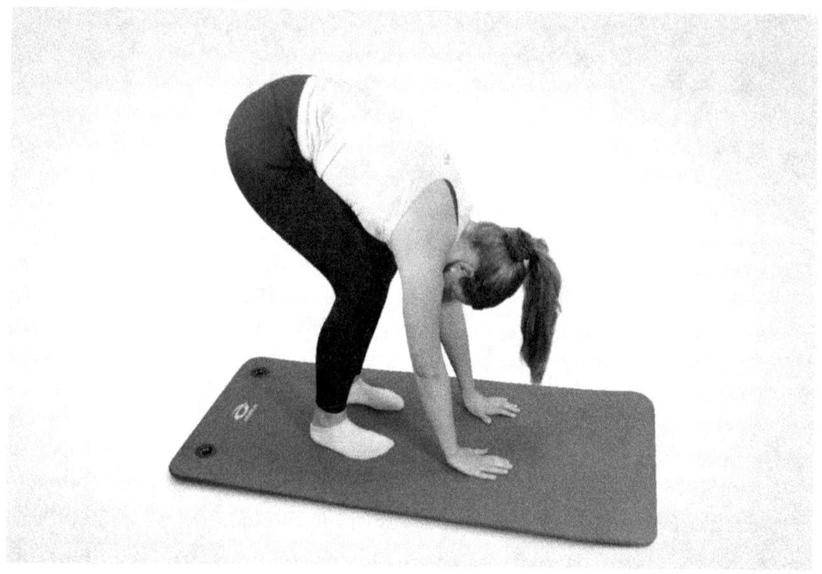

Mujer practicando Uttanasana

La flexión hacia delante de pie estira los isquiotibiales, los gemelos y la zona lumbar, fomentando la flexibilidad y calmando la mente.

Instrucciones:

1. Colóquese de pie con los pies separados a la anchura de las caderas y las manos en las caderas.

2. Exhale y gire las caderas hacia delante, manteniendo la columna larga.

3. Deje que sus manos descansen en el suelo o utilice bloques.

4. Relaje la cabeza y el cuello, dejándolos colgar libremente.

5. Doble ligeramente las rodillas si siente alguna molestia en los isquiotibiales.

6. Respire profundamente y mantenga la postura durante 30-60 segundos, sintiendo la liberación en la espalda y las piernas.

Torsión espinal supina (Supta Matsyendrasana)

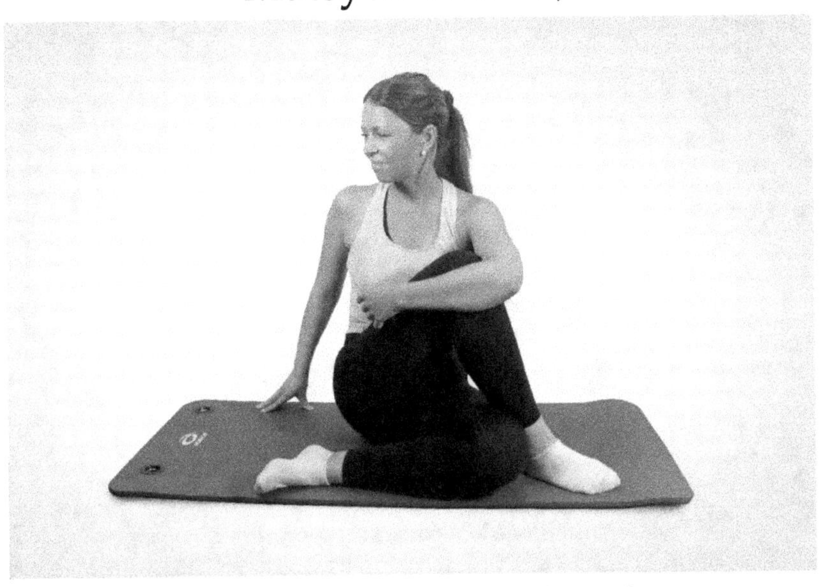

Mujer centrada ejercitando la Postura Supta Matsyendrasana

La torsión espinal supina es una torsión suave que ayuda a liberar la tensión en la espalda, el cuello y los hombros. También estira los músculos de la cadera y favorece la movilidad de la columna vertebral.

Instrucciones:

1. Túmbese boca arriba con las piernas extendidas.
2. Doble las rodillas y llévelas hacia el pecho.
3. Extienda los brazos hacia los lados, con las palmas hacia abajo.
4. Exhale y baje ambas rodillas hacia el lado derecho del cuerpo, manteniendo los hombros en el suelo.
5. Gire la cabeza hacia la izquierda, mirando en dirección opuesta a las rodillas.
6. Relájese en la torsión y respire profundamente, permitiendo que su cuerpo libere tensión.
7. Mantenga la postura entre 30 segundos a un minuto.
8. Inhale y lleve suavemente las rodillas hacia el centro.
9. Repita la torsión en el otro lado.

Postura del gato y la vaca (Marjaryasana-Bitilasana)

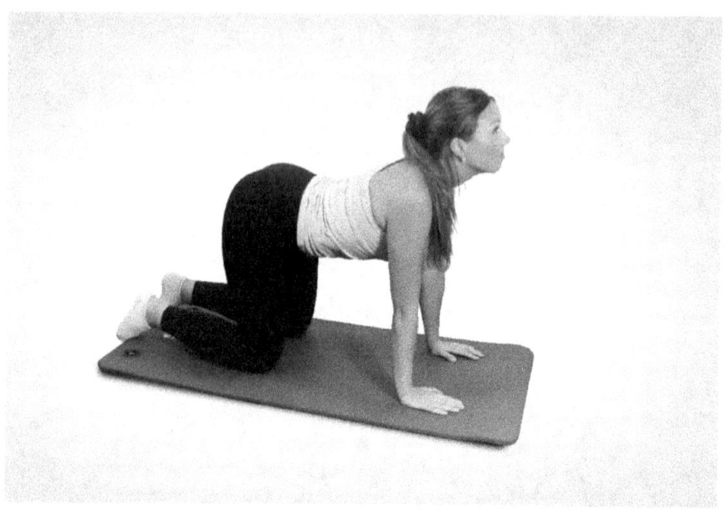

Mujer haciendo la postura del gato y la vaca

La postura del gato y la vaca es un movimiento dinámico que ayuda a calentar la columna vertebral, mejorar la flexibilidad y liberar la tensión de los músculos de la espalda y el cuello. Favorece una amplitud de movimiento saludable y estimula los órganos abdominales.

Instrucciones:

1. Empiece con las manos y las rodillas en posición de sobremesa.
2. Alinee las muñecas directamente debajo de los hombros y las rodillas debajo de las caderas.
3. Inhale y levante el pecho hacia el techo, arqueando la espalda y dejando que el vientre se hunda hacia el suelo (postura de la vaca).
4. Deje que los omóplatos se separen y mire hacia arriba.
5. Exhale y gire la columna hacia el techo, metiendo la barbilla hacia el pecho (postura del gato).
6. Lleve el ombligo hacia la columna para activar el tronco.
7. Repita este movimiento fluido, entre la postura de la vaca y la del gato, durante varias respiraciones.
8. Continúe a un ritmo que le resulte cómodo, coordinando el movimiento con la respiración.

Recuerde escuchar a su cuerpo y modificar las posturas si es necesario. Estos estiramientos pueden incorporarse a su rutina de calentamiento previa al yoga para ayudar a preparar su cuerpo para la práctica que tiene por delante. Disfrute de los beneficios de aumentar la flexibilidad, liberar tensiones y calmar la mente con estos estiramientos de yoga.

Capítulo 5: Posturas en posición sentada

Las posturas sentadas, también conocidas como asanas, ocupan un lugar importante en la práctica del yoga. Estas posturas se realizan sentados en el suelo o en una esterilla, lo que permite a los practicantes conectarse a la tierra y cultivar un sentido de estabilidad, concentración e introspección.

Físicamente, las posturas sentadas aumentan la flexibilidad y la fuerza de las caderas, la zona lumbar y las piernas. Mejoran la postura, alivian la tensión y aumentan la circulación sanguínea en la pelvis y las extremidades inferiores. Las asanas sentadas también estimulan el sistema digestivo, favorecen una digestión sana y alivian las molestias asociadas a trastornos como el estreñimiento.

Mentalmente, las posturas sentadas fomentan la atención y la concentración. Al adoptar una postura firme y cómoda, los practicantes pueden encontrar estabilidad y una sensación de calma en su interior. Las posturas de meditación sentados crean un entorno propicio para profundizar en la práctica de la meditación, aquietar la mente y experimentar la quietud interior.

Además, las asanas sentadas pueden ayudar en el aspecto espiritual del yoga. Al conectar con la tierra y enraizarse, los practicantes desarrollan una sensación de arraigo y estabilidad. Esta base favorece la exploración de estados superiores de conciencia y el despertar de la energía espiritual.

Ya se utilicen como postura preparatoria, posición de descanso o bien como asiento meditativo, las posturas sentadas ofrecen multitud de beneficios a practicantes de todos los niveles. Al incorporar estas asanas a su práctica de yoga, puede cultivar la fuerza física, la claridad mental y una conexión más profunda con su yo interior.

Flexión hacia delante sentado (Paschimottanasana)

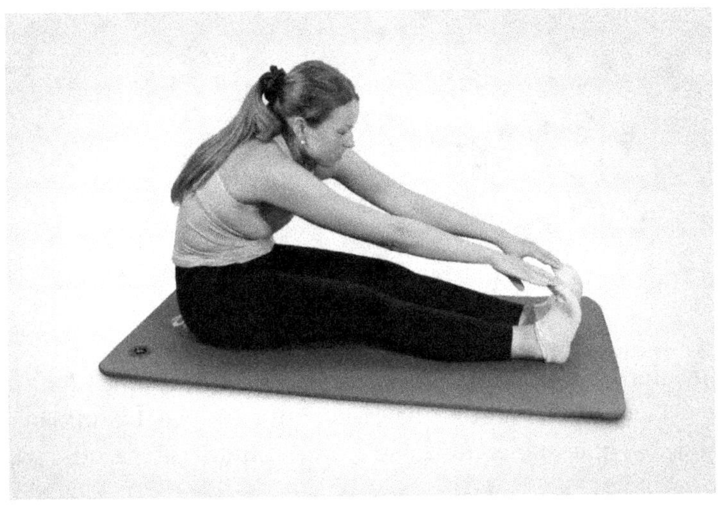

Mujer estirando su cuerpo hacia delante

La flexión hacia delante sentado favorece la flexibilidad de toda la cadena posterior y ayuda a liberar la tensión en la zona lumbar.

Instrucciones:

1. Siéntese en el suelo con las piernas extendidas delante suyo.
2. Mantenga la columna vertebral recta y trabaje con el tronco.
3. Inhale profundamente, alargando la columna vertebral.
4. Exhale e inclínese lentamente hacia delante desde las caderas, acercando las manos a los pies.
5. Si es posible, agárrese a los pies o a los tobillos. Si no, agárrese a las espinillas o utilice una correa alrededor de los pies.
6. Relaje los hombros y deje que la cabeza le cuelgue.
7. Mantenga la postura entre 30 segundos y un minuto, respirando profundamente.
8. Para soltar, inhale y vuelva lentamente a la posición sentada.

Postura del Bastón (Dandasana)

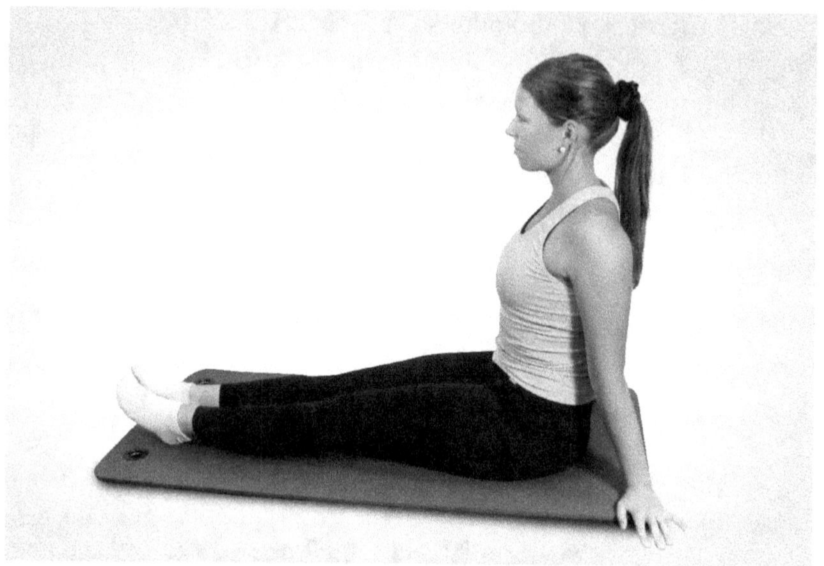

Mujer realizando la postura Dandasana

La postura del bastón ayuda a mejorar la postura, tonifica los músculos centrales y favorece la calma y la concentración. La Dandasana es una postura básica que suele utilizarse como punto de partida para otras posturas sentadas.

Instrucciones:

1. Siéntese en el suelo con las piernas estiradas hacia delante.
2. Coloque las manos en el suelo junto a las caderas, con los dedos apuntando hacia delante.
3. Contraiga los músculos de los muslos, presionándolos firmemente contra el suelo.
4. Alargue la columna y levante la coronilla hacia el techo.
5. Relaje los hombros y aléjelos suavemente de las orejas.
6. Flexione los pies y presione los talones contra el suelo.
7. Permanezca en esta postura entre 30 segundos y un minuto, respirando profundamente.

Postura del ángulo atado (Baddha Konasana)

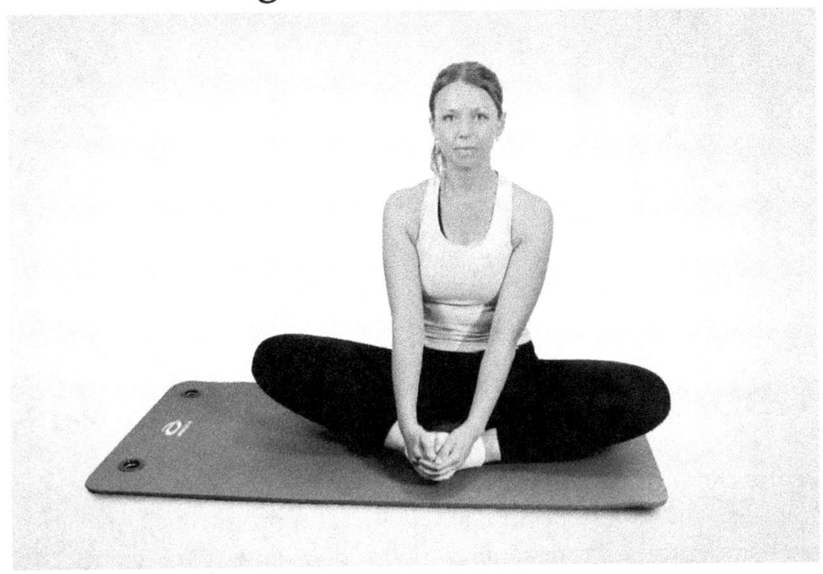

Mujer realizando la postura del ángulo atado

Esta postura ayuda a abrir las caderas y la ingle, mejora la flexibilidad y estimula los sistemas reproductor y digestivo. A menudo se utiliza para la relajación y la meditación.

Instrucciones:

1. Siéntese en el suelo y junte las plantas de los pies, dejando que las rodillas se abran hacia los lados.
2. Sujétese los pies o los tobillos con las manos.
3. Siéntese erguido y alargue la columna.
4. Presione suavemente las rodillas hacia el suelo sin hacer fuerza.
5. Puede utilizar bloques o mantas dobladas debajo de las rodillas para apoyarte.
6. Mantenga los hombros relajados y alejados de las orejas.
7. Respire profundamente y mantenga la postura durante 1-2 minutos.

Recuerde que es importante escuchar a su cuerpo y llegar sólo hasta donde se sientas cómodo. Si siente algún dolor o molestia, abandone la postura y consulte a un instructor de yoga cualificado.

Capítulo 6: Posturas tumbadas

Las posturas tumbado, también conocidas como asanas en yoga, desempeñan un papel importante a la hora de promover la relajación, el rejuvenecimiento y la restauración de la mente y el cuerpo. Estas posturas se practican tumbado boca arriba o boca abajo, lo que permite al practicante experimentar un profundo descanso y liberar tensiones físicas y mentales.

Una postura popular para tumbarse es Savasana, también conocida como Postura del Cadáver. En Savasana, el cuerpo está completamente relajado y el practicante se centra en la relajación consciente y la atención plena. Ayuda a reducir el estrés, la ansiedad y la fatiga, al tiempo que promueve una sensación de calma y claridad.

Otra postura muy practicada es la Torsión Supina (Supta Matsyendrasana), que consiste en tumbarse boca arriba y girar suavemente la columna vertebral. Esta postura ayuda a liberar tensiones en la zona lumbar, las caderas y los hombros, mejora la movilidad de la columna y estimula la digestión y la desintoxicación.

Las posturas tumbadas son especialmente beneficiosas para las personas con limitaciones físicas o lesiones, ya que proporcionan una forma suave y apoyada de estirar y fortalecer el cuerpo. También ayudan a mejorar la postura, aliviar el dolor lumbar y aumentar la flexibilidad general y la conciencia corporal.

Más allá de los beneficios físicos, las posturas tumbadas tienen un profundo impacto en el bienestar mental. Favorecen la relajación, reducen la ansiedad e inducen a un estado de relajación profunda y meditación. La práctica regular de posturas tumbadas puede mejorar la calidad del sueño, reducir los niveles de estrés y aumentar la atención plena.

Incorporar posturas tumbado a su práctica de yoga le ofrece una maravillosa oportunidad para cultivar el equilibrio, la armonía y una profunda conexión con uno mismo. Tanto si es principiante como un practicante experimentado, estas posturas le proporcionarán un espacio terapéutico y nutritivo para el autocuidado y el bienestar holístico.

Torsión espinal supina (Supta Matsyendrasana)

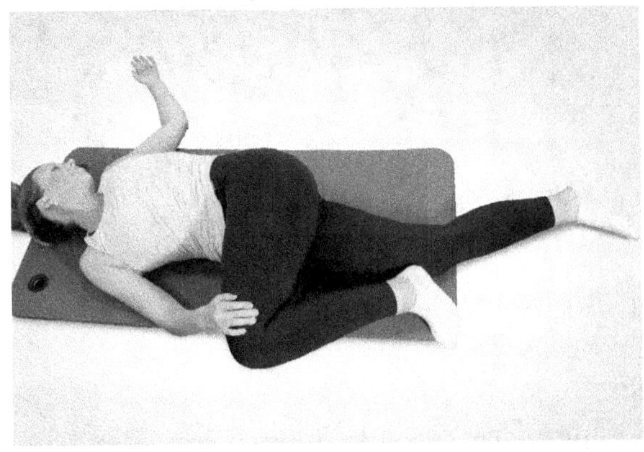

Mujer estirándose tumbada en una esterilla de yoga

Supta Matsyendrasana es un giro suave que ayuda a mejorar la movilidad de la columna vertebral y libera la tensión en la zona lumbar y las caderas.

Instrucciones:

1. Túmbese boca arriba con las piernas extendidas.
2. Doble la rodilla derecha y acérquela al pecho.
3. Guíe suavemente la rodilla derecha por el cuerpo hacia el lado izquierdo.
4. Extienda el brazo derecho hacia un lado y gire la cabeza hacia la derecha.
5. Permanezca en esta posición entre 30 segundos y un minuto, respirando profundamente.
6. Lentamente regrese la rodilla derecha al centro y repita con el otro lado.

Postura del viento (Pavanamuktasana)

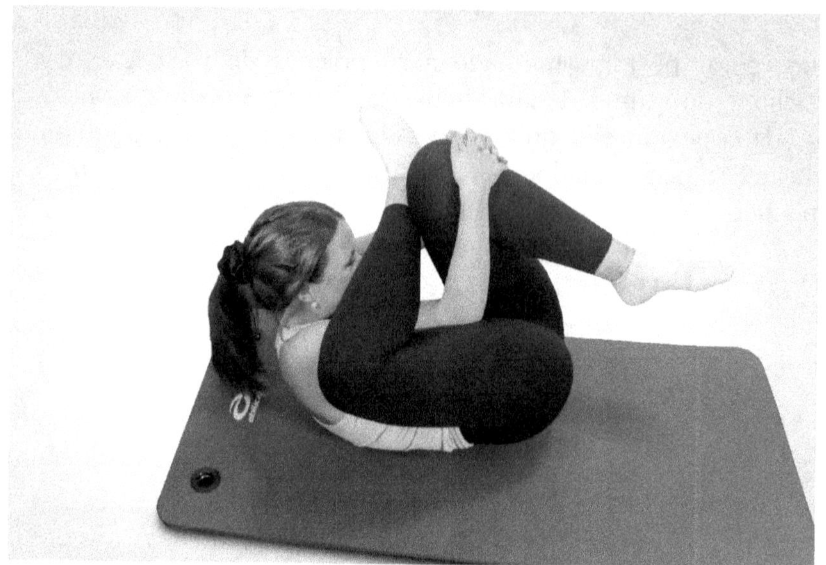

Mujer practicando yoga en postura del viento

Pavanamuktasana mejora la digestión, alivia los gases y la hinchazón y estira la zona lumbar y las caderas.

Instrucciones:

1. Túmbese boca arriba con las piernas extendidas.
2. Doble las rodillas y llévelas hacia el pecho.
3. Envuelva las piernas con los brazos y entrelace los dedos.
4. Abrace suavemente las rodillas contra el pecho, levantando la cabeza y los hombros del suelo.
5. Mantenga esta posición entre 30 segundos y un minuto, respirando profundamente.
6. Libere la postura soltando lentamente las rodillas y extendiendo las piernas hacia el suelo.

Postura del cadáver (Savasana)

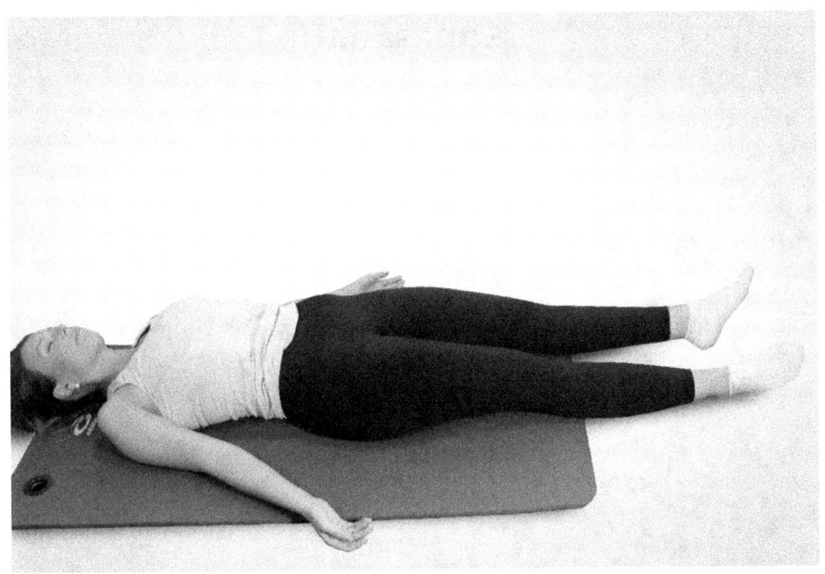

Mujer relajada en postura de cadáver

Savasana es una postura reparadora que ayuda a reducir el estrés, favorece la relajación y rejuvenece el cuerpo y la mente.

Instrucciones:

1. Túmbese boca arriba con las piernas extendidas y los brazos apoyados a los lados, con las palmas hacia arriba.

2. Mantenga los pies relajados y ligeramente separados, dejándolos caer hacia fuera.

3. Cierre los ojos y centre su atención en la respiración.

4. Deje que todo su cuerpo se relaje, liberando cualquier tensión o tirantez.

5. Permanezca en esta postura de 5 a 10 minutos, concentrándose en respirar lenta y profundamente y en relajarse por completo.

Postura de ángulo enlazado (Supta Baddha Konasana)

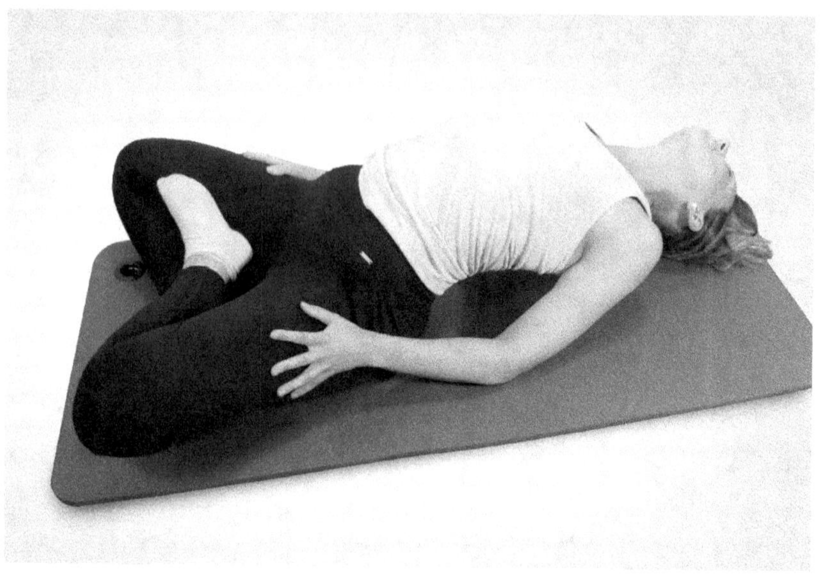

Mujer practicando la postura reclinada de ángulo enlazado

Supta Baddha Konasana ayuda a estirar la cara interna de los muslos y los músculos inguinales, alivia la tensión en las caderas y favorece la sensación de calma.

Instrucciones:

1. Túmbese boca arriba con las piernas extendidas.

2. Doble las rodillas y junte las plantas de los pies, dejando que las rodillas caigan hacia fuera.

3. Coloque las manos sobre el abdomen o apóyelas a los lados, con las palmas hacia arriba.

4. Relaje todo el cuerpo y deje que la gravedad abra suavemente las caderas.

5. Si siente alguna molestia en las rodillas o la ingle, apóyelas con mantas o bloques.

6. Respire profundamente y permanezca en esta postura de 1 a 5 minutos, aumentando gradualmente la duración con la práctica.

Giro espinal supino (Jathara Parivartanasana)

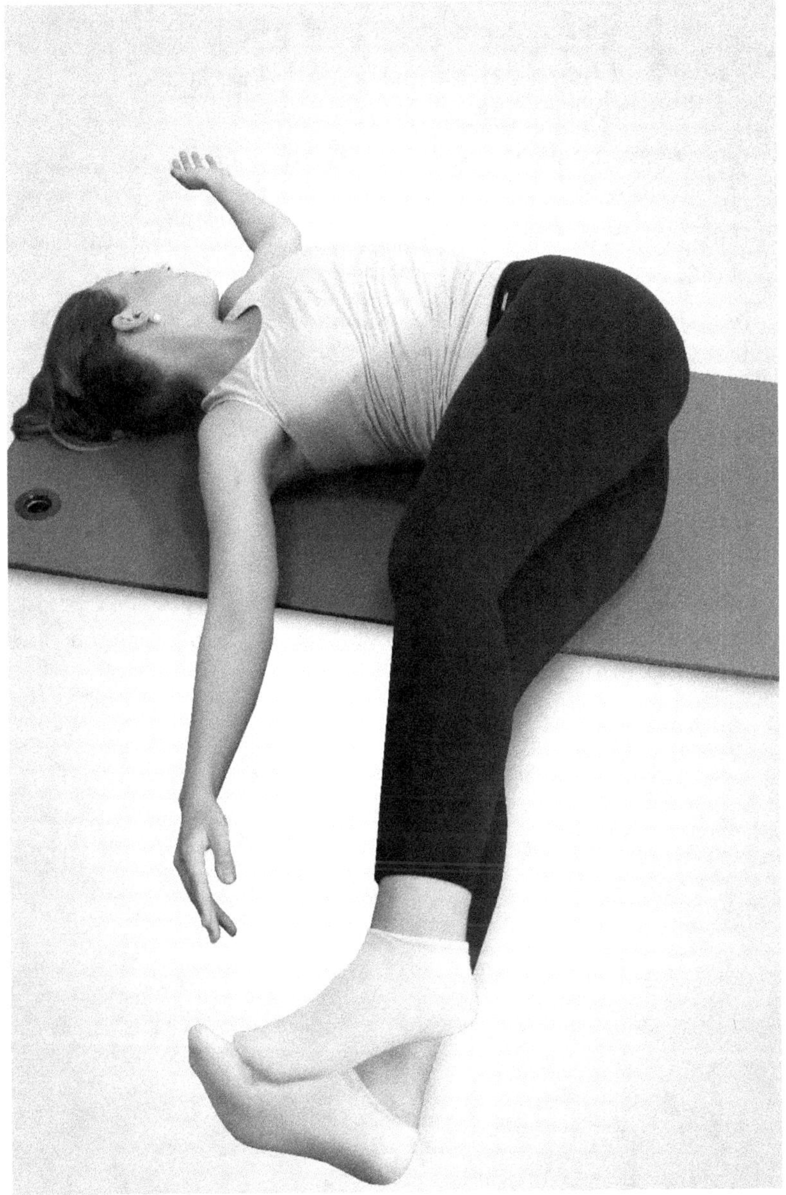

Mujer flexible practicando yoga en Jathara Parivartanasana

Jathara Parivartanasana libera la tensión de la zona lumbar, estira la columna vertebral y mejora la digestión. También ayuda a masajear suavemente los órganos abdominales.

Instrucciones:

1. Túmbese boca arriba con las piernas extendidas.
2. Doble la rodilla derecha y acérquela al pecho.
3. Extienda el brazo derecho hacia un lado a la altura del hombro, con la palma hacia abajo.
4. Guíe suavemente la rodilla derecha por el cuerpo hacia el lado izquierdo de la esterilla.
5. Gire la cabeza hacia la derecha, manteniendo los hombros en el suelo.
6. Si es necesario, coloque una manta doblada o un cojín debajo de la rodilla derecha para apoyarse.
7. Respire profundamente y mantenga la postura entre 1 y 3 minutos.
8. Repita los mismos pasos en el lado opuesto.

Recuerde escuchar a su cuerpo y modificar las posturas según sea necesario. Si siente alguna molestia o dolor, consulte a un instructor de yoga cualificado o a un profesional sanitario antes de continuar la práctica. Disfrute de su viaje por el yoga y recuerde dar siempre prioridad a la seguridad y la comodidad.

Capítulo 7: Posturas de pie

Uno de los principales beneficios físicos de las posturas de pie es el fortalecimiento de los principales grupos musculares, incluidas las piernas, el tronco y la espalda. Asanas como Guerrero I, Guerrero II y Trikonasana (postura del triángulo) requieren la participación de los cuádriceps, isquiotibiales y glúteos, promoviendo la fuerza funcional en la parte inferior del cuerpo. Estas posturas también activan los músculos centrales, lo que mejora la estabilidad y la postura.

La práctica de posturas de pie favorece la salud de las articulaciones y aumenta la amplitud de movimiento de caderas, rodillas y tobillos. La práctica regular puede ayudar a aliviar las molestias asociadas al sedentarismo o a los movimientos repetitivos. A medida que el cuerpo se vuelve más resistente, adquiere la capacidad de moverse con gracia y facilidad, reduciendo el riesgo de lesiones en las actividades cotidianas.

Más allá del ámbito físico, las posturas de pie están profundamente entrelazadas con los principios de la atención plena y la meditación. Mientras se mantienen estas posturas, se anima a los practicantes a centrarse en su respiración y cultivar un sentido de presencia. Este aspecto meditativo del yoga permite encontrar la quietud en el movimiento, fomentando un estado de calma y claridad mental.

Las posturas de pie pueden ser a la vez desafiantes e introspectivas. Las posturas de equilibrio como la Postura del Árbol (Vrikshasana) exigen concentración y atención, lo que ayuda a aquietar la mente y mejorar el enfoque mental. A medida que los alumnos aprenden a mantener la compostura en medio de desafíos físicos y mentales, también mejoran su capacidad de recuperación y su autoconciencia.

Además, las posturas de pie mejoran la circulación y el flujo sanguíneo por todo el cuerpo. El aumento de la circulación no sólo relaja el cuerpo, sino que también estimula la mente, favoreciendo la claridad mental y reduciendo el estrés.

Para las personas que desean profundizar en su práctica de yoga, las posturas de pie representan una puerta de entrada para explorar posturas más avanzadas. Muchas posiciones, equilibrios de brazos y flexiones de la espalda surgen de la fuerza y el equilibrio fundamentales que se desarrollan en las posturas de pie. A medida que los practicantes adquieren más confianza en su práctica de pie, pueden sentirse animados a explorar nuevos límites y liberar su potencial en la esterilla.

Las posturas de pie pueden adaptarse a practicantes de todos los niveles, haciéndolas accesibles para principiantes y desafiantes para yoguis experimentados. Los instructores proporcionan variaciones y modificaciones para adaptarse a las necesidades individuales, garantizando que todo el mundo pueda beneficiarse de esta práctica.

Postura de la montaña (Tadasana)

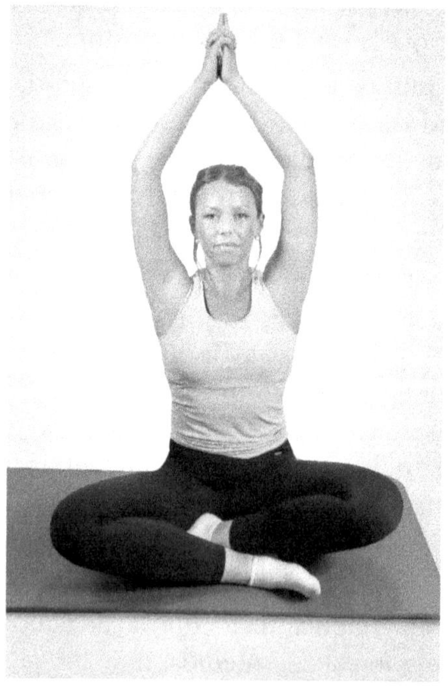

Mujer alzando las manos

Tadasana favorece el equilibrio, mejora la postura y fomenta una sensación de fuerza interior y tranquilidad.

Instrucciones:

1. Colóquese erguido con los pies juntos o separados a la anchura de las caderas, lo que le resulte más cómodo.

2. Distribuya el peso del cuerpo uniformemente por los pies y asegúrese de que las cuatro esquinas de los pies están apoyadas en el suelo.

3. Active los músculos de las piernas levantando suavemente las rótulas y reafirmando los muslos.

4. Alargue la columna vertebral y relaje los hombros, dejándolos rodar hacia atrás y hacia abajo.

5. Ponga la barbilla paralela al suelo y mire al frente.

6. Respire lenta y profundamente y mantenga la postura entre 30 segundos y un minuto.

7. Para liberarse de la postura, exhale y vuelva gradualmente a una posición de pie relajada.

8. Estiramiento preliminar: Giros de cuello y suaves giros de hombros.

Guerrero I (Virabhadrasana I)

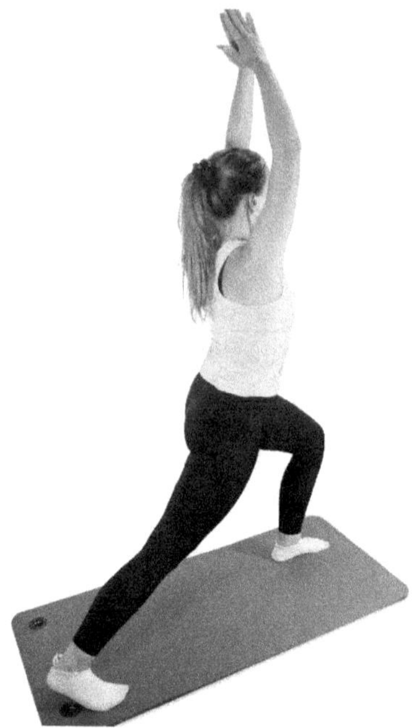

Mujer realizando la pose del Guerrero I

Instrucciones:

1. Colóquese de pie, con los pies separados a la anchura de las caderas y los brazos a los lados (postura de la montaña).

2. Dé un paso hacia atrás con el pie izquierdo unos 3 o 4 pies, manteniendo los dedos apuntando ligeramente hacia fuera.

3. Doble la rodilla derecha hasta formar un ángulo de 90 grados, asegurándose de que la rodilla está directamente por encima del tobillo.

4. Gire el pie izquierdo ligeramente hacia dentro, unos 45 grados, de modo que el borde exterior del pie quede apoyado en el suelo.

5. Levante ambos brazos por encima de la cabeza, en dirección al techo, con las palmas de las manos una frente a la otra.

6. Mantenga las caderas orientadas hacia delante, activando los músculos centrales, y alargue la columna vertebral.

7. Mantenga la postura durante varias respiraciones y repita con el otro lado.

Guerrero II (Virabhadrasana II)

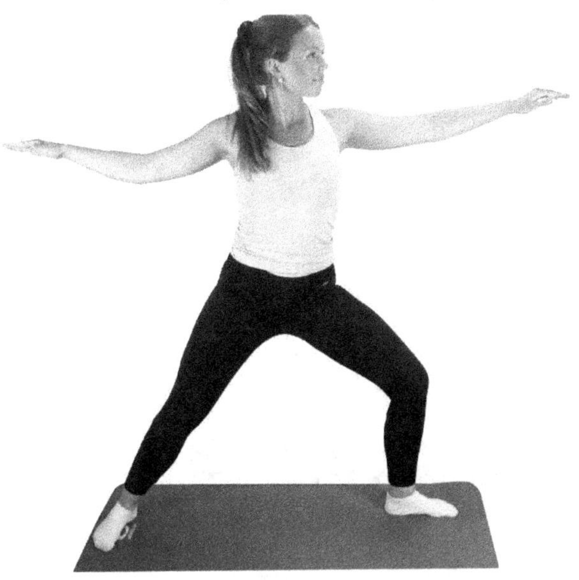

Mujer realizando la Postura del Guerrero II

Instrucciones:

1. Desde la posición de Guerrero I, abre bien los brazos, paralelos al suelo, con los hombros relajados.

2. Gire la cabeza para mirar por encima de la punta del dedo derecho, manteniendo el pecho y las caderas abiertas hacia los lados.

3. Siga doblando la rodilla derecha en un ángulo de 90 grados, asegurándose de que la rodilla está directamente por encima del tobillo.

4. Apoye ambos pies firmemente en la esterilla, presionando hacia abajo a través del borde exterior del pie trasero.

5. Mantenga la columna recta y los hombros relajados.

6. Mantenga la postura durante varias respiraciones y luego cambie de lado.

Postura del árbol (Vrikshasana)

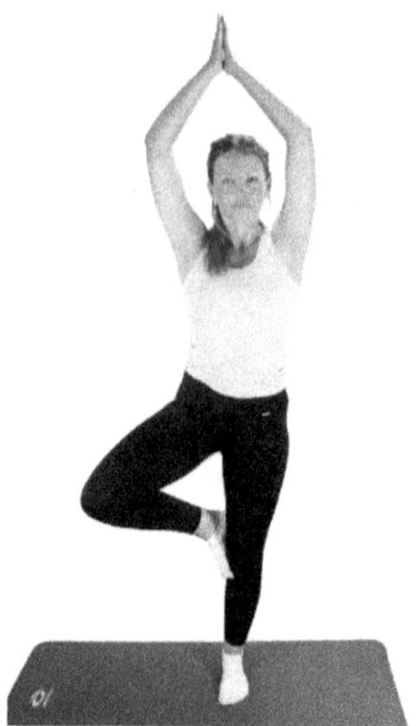

Mujer haciendo la postura del árbol

La Vrikshasana fomenta el equilibrio, la estabilidad y la concentración a la vez que mejora la conciencia corporal y la concentración.

Instrucciones:

1. Empiece por ponerse de pie con los pies juntos.
2. Desplace el peso sobre el pie izquierdo, flexionando ligeramente la rodilla.
3. Levante el pie derecho del suelo y coloque la planta del pie derecho en la cara interna del muslo izquierdo, evitando la articulación de la rodilla. Si es necesario, puede colocar el pie en la parte inferior de la pierna, asegurándose de que no presiona contra la rodilla.
4. Encuentre el equilibrio y estabilícese antes de poner las manos en posición de oración delante del pecho.
5. Mantenga la mirada fija en un punto delante suyo para mantener el equilibrio.
6. Respire lenta y profundamente y mantenga la postura entre 30 segundos y un minuto.
7. Respire lenta y profundamente y mantenga la postura entre 30 segundos y un minuto.

Para liberarse, baje suavemente el pie derecho hasta el suelo y vuelva a la posición relajada de pie. Repita la operación en el otro lado.

Saludo ascendente (Urdhva Hastasana)

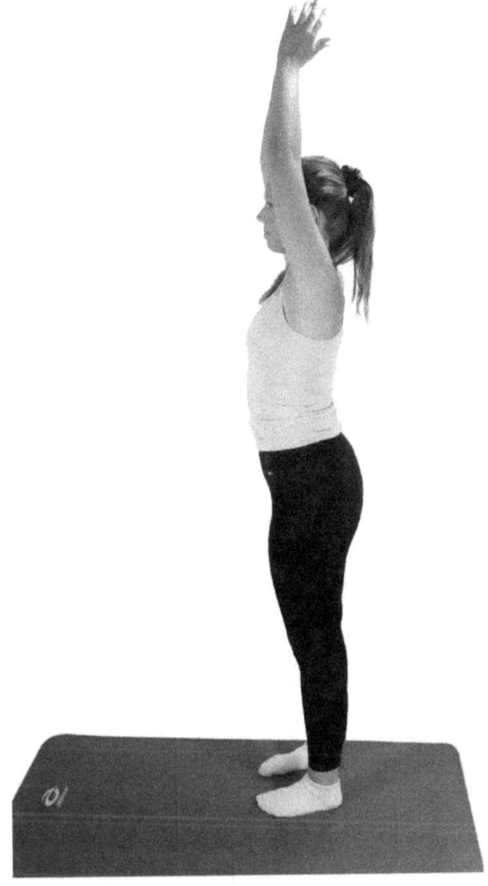

Mujer haciendo el saludo ascendente

Instrucciones:

1. Colóquese en la postura de la montaña con los pies separados a la anchura de las caderas y los brazos a los lados.

2. Inhale profundamente y levante los brazos hacia el cielo con las palmas de las manos enfrentadas.

3. Alargue la columna y levante la caja torácica de las caderas.

4. Mantenga los hombros relajados y mire suavemente hacia delante o ligeramente hacia arriba.

5. Mantenga la postura durante varias respiraciones, de forma profunda y uniforme.

Flexión hacia delante (Padangusthasana)

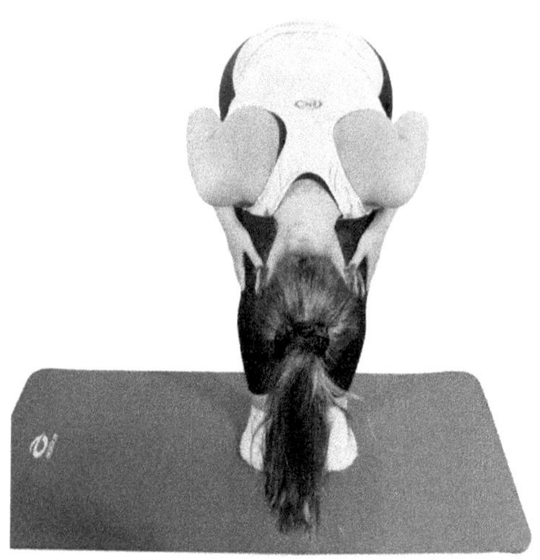

Mujer inclinada hacia delante tocándose las rodillas

Instrucciones:

1. Comience en la Postura de la Montaña con los pies separados a la anchura de las caderas.

2. Inhale profundamente y, al exhalar, flexione las caderas para doblarse hacia delante.

3. Alcance sus dedos gordos de los pies con los dedos índice y corazón, o puede sujetarse los tobillos o las espinillas si le resultan más accesibles.

4. Alargue la columna vertebral mientras se doblas hacia delante, manteniendo la espalda recta.

5. Si sus isquiotibiales están tensos, puede doblar ligeramente las rodillas.

6. Mantenga la postura durante varias respiraciones, permitiendo que su cuerpo se relaje en el estiramiento.

Postura de la silla (Utkatasana)

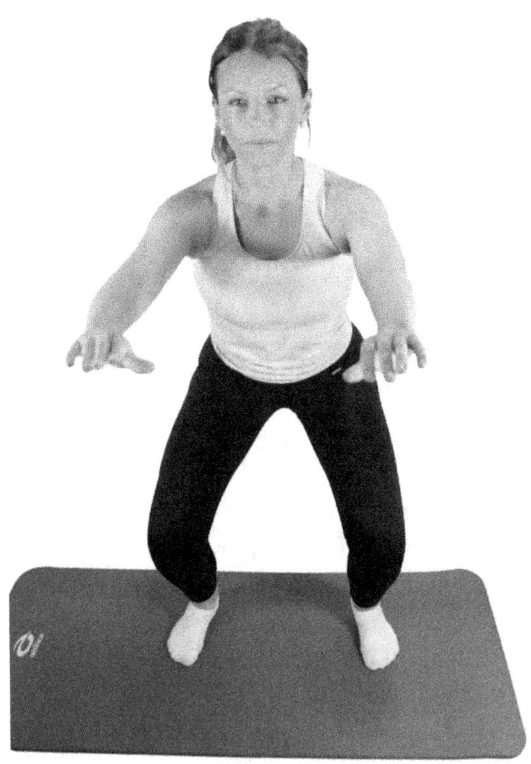

Una mujer haciendo la postura de la silla

Instrucciones:

1. Colóquese en Postura de la Montaña con los pies juntos.

2. Inhale profundamente y levante los brazos por encima de la cabeza con las palmas enfrentadas.

3. Al exhalar, doble las rodillas y baje las caderas como si estuviera sentado en una silla imaginaria.

4. Mantenga el peso en los talones y las rodillas alineadas con los tobillos.

5. Contraiga el tronco y estira la columna vertebral.

6. Mantenga la postura durante varias respiraciones y vuelva a ponerse de pie lentamente.

Capítulo 8: Saludos al sol

El Saludo al Sol, conocido como Surya Namaskar en sánscrito, es una de las secuencias de yoga más veneradas y populares del mundo. Arraigada en las antiguas tradiciones indias, esta práctica dinámica es una armoniosa mezcla de movimiento, respiración y atención plena. Como su nombre indica, es un saludo al sol que expresa gratitud por la energía vital que nos proporciona. El Saludo al Sol ofrece un entrenamiento completo, que nutre tanto el cuerpo como la mente.

Los Saludos al Sol son una serie de posturas de yoga interconectadas que se realizan en una secuencia fluida. Cada postura se sincroniza con la respiración, creando un movimiento fluido y meditativo. Tradicionalmente, comprende una combinación de posturas que trabajan el estiramiento y la tonificación de todo el cuerpo. La práctica comienza y termina con una postura de pie, que refleja la naturaleza cíclica de la vida. A lo largo de la secuencia, los practicantes rinden homenaje al sol, reconociendo la interconexión de todos los seres vivos con el universo.

Secuencia de la pose:

Los saludos al sol consisten en una serie de posturas que fluyen juntas. He aquí un desglose paso a paso:

Preparación:

Busque un lugar tranquilo y bien ventilado para practicar.

Coloque una esterilla de yoga en el suelo para proporcionar amortiguación y apoyo.

Instrucciones:

1. Postura de la montaña (Tadasana):

   Colóquese delante de la esterilla con los pies separados a la anchura de las caderas, los brazos a los lados y las palmas hacia delante. Ponga los pies en el suelo, flexione los muslos y estire la columna.

   Relaje los hombros y respire profundamente.

2. Saludo ascendente (Urdhva Hastasana):

   Inhale, levante los brazos por encima de la cabeza y junte las palmas.

   Arquee ligeramente la espalda, manteniendo los hombros relajados.

3. Flexión hacia delante (Uttanasana):

   Exhale, gire las caderas y dóblese hacia delante desde la cintura.

   Mantenga la columna larga y el pecho hacia los muslos.

   Si es posible, apoye las manos en el suelo junto a los pies. Si no, puede doblar ligeramente las rodillas.

4. Elevación a media pierna (Ardha Uttanasana):

   Inhale, alargue la columna hacia delante y levante el pecho.

   Coloque las manos en las espinillas o las puntas de los dedos en el suelo, según su flexibilidad.

5. Postura de plancha (Phalakasana):

   Exhale, pise o salte con ambos pies hacia atrás hasta la posición de plancha.

   Alinee los hombros sobre las muñecas, trabaje el tronco y mantenga el cuerpo en línea recta.

6. Plancha baja (Chaturanga Dandasana):

   Baje el cuerpo con control, manteniendo los codos cerca de las costillas.

   Manténgase a unos centímetros del suelo, manteniendo una línea recta desde la cabeza hasta los talones.

7. Perro Boca Arriba (Urdhva Mukha Svanasana):

   Inhale, estire los brazos y levante el pecho.

Gire sobre los dedos de los pies, con las puntas apoyadas en el suelo, y flexione los muslos.

8. Perro Boca Abajo (Adho Mukha Svanasana):

Exhale, levante las caderas hacia arriba y hacia atrás, formando una "V" invertida con el cuerpo.

Apriete las palmas de las manos contra la esterilla, separe los dedos y apriete el tronco.

Mantenga los talones pegados al suelo, pero, si no llegan a tocarse, puede doblar ligeramente las rodillas.

9. Caminar hacia la parte delantera de la esterilla:

Inhale, dé un paso o camine con los pies hacia delante para volver a la posición de pliegue hacia delante.

10. Elevación a media pierna (Ardha Uttanasana):

Repita la elevación a media altura como se indica en el paso 4.

11. Flexión hacia delante (Uttanasana):

Exhale y vuelva a doblarse hacia delante como se describe en el paso 3.

12. Saludo ascendente (Urdhva Hastasana):

Inhale, vuelva a subir con la espalda plana y extienda los brazos por encima de la cabeza como en el paso 2.

13. Postura de la montaña (Tadasana):

Exhale, lleve las manos al centro del corazón (Anjali Mudra) y manténgase erguido en Postura de la Montaña.

Repita la secuencia:

Desde la Postura de la Montaña, puede repetir la secuencia tantas veces como quiera. Cada vez que haga una vuelta, recuerde alternar la pierna con la que retrocede en el paso 5 para equilibrar el cuerpo.

La respiración:

Inhale durante el Saludo hacia arriba y el Perro mirando hacia arriba.

Exhale durante la Flexión hacia delante, la Postura de la Plancha, la Plancha baja, el Perro mirando hacia abajo y las transiciones de Flexión hacia delante.

Recuerde centrarse en la respiración, mantener una alineación adecuada y escuchar a su cuerpo. Si es la primera vez que practica yoga o tiene algún problema físico, es aconsejable que lo haga bajo la supervisión de un instructor de yoga cualificado. ¡Disfrute de los saludos al sol y de los muchos beneficios que aportan a su cuerpo y a su mente!

Personalización del Saludo al Sol

El Saludo al Sol puede adaptarse a las necesidades y preferencias individuales. Para las personas mayores o con limitaciones físicas, es esencial elegir un estilo suave de Saludo al Sol. Un ritmo más lento y algunas modificaciones pueden hacer que la práctica sea accesible a personas de todas las edades y niveles de forma física.

Respiración Plena: Haga hincapié en la respiración en su práctica. Ralentice los movimientos y deje que la respiración le guíe en cada postura. Concéntrese en inhalaciones y exhalaciones suaves, cultivando una sensación de calma y relajación.

Saludo al Sol en silla: Para las personas mayores con movilidad limitada, puede ser beneficioso realizar saludos al sol modificados con el apoyo de una silla. Utilice la silla para las posturas sentado y de pie, asegurando la estabilidad y la comodidad

Secuencia abreviada: Si la secuencia tradicional de 13 pasos le resulta abrumadora, empiece con una versión más corta. Comience con unas pocas rondas y vaya aumentando gradualmente la práctica a medida que se sienta más seguro.

Cree su propio flujo: Siéntase libre para ser creativo y diseñar su propia secuencia de Saludo al Sol. Incorpore posturas que resuenen con usted y explore variaciones que nutran su cuerpo.

Capítulo 9: Yoga para condiciones específicas

A medida que envejecemos elegantemente, podemos encontrarnos con diversas afecciones que pueden afectar a nuestro bienestar físico y mental. Al principio de este libro, repasamos algunas de las afecciones más comunes que pueden afectar a las personas mayores. Algunas de ellas son la artritis, la osteoporosis, los problemas cardíacos, la ansiedad o incluso las dolencias relacionadas con el estrés.

La buena noticia es que el yoga puede aliviar y prevenir los síntomas de afecciones graves como la demencia, el asma, la enfermedad renal crónica, ¡y muchas más!

Demencia

La demencia es una enfermedad que causa problemas de memoria, pensamiento y comportamiento. Es como tener una niebla difusa en la mente que puede dificultar las tareas cotidianas. Imagine su cerebro como una biblioteca repleta de millones de libros llenos de recuerdos, pensamientos y habilidades. En la demencia, algunos de estos libros empiezan a extraviarse o a perderse, lo que dificulta que el cerebro funcione como antes. Es como intentar encontrar un libro de cuentos favorito cuando las estanterías están un poco desordenadas.

El tipo más común de demencia es la enfermedad de Alzheimer, pero hay otros tipos, como la demencia vascular, la demencia con cuerpos de Lewy y la demencia frontotemporal. Cada una es ligeramente diferente, pero todas afectan a la capacidad del cerebro para funcionar correctamente.

Uno de los primeros signos de demencia son los despistes, como olvidar dónde se han puesto las llaves o repetir preguntas. Todos olvidamos cosas a veces, pero en la demencia, estos olvidos se hacen más frecuentes y pueden empezar a interferir en la vida cotidiana.

A medida que avanza la demencia, puede resultarle difícil planificar y organizar las cosas. Tareas sencillas como hacer la lista de la compra o seguir una receta pueden volverse confusas. Es como intentar resolver un puzle al que le faltan algunas piezas.

La comunicación también puede volverse un poco difícil. Puede que le cueste encontrar las palabras adecuadas para expresarse o que le cueste entender lo que dicen los demás. Es como tener una barrera lingüística temporal que hace que las conversaciones sean un poco más confusas.

La demencia también puede afectar a su estado de ánimo y a sus emociones. Puede sentirse más irritable, ansioso o triste. A veces, incluso puede sentirse un poco asustado o confuso porque las cosas ya no le resultan tan familiares como antes. Pero recuerde que no pasa nada por sentirse así, y que dispone de apoyo para ayudarle a sobrellevar estas emociones.

Hablemos ahora de las causas de la demencia. En la enfermedad del Alzheimer, las proteínas anormales se acumulan en el cerebro, formando "coágulos" y "nudos" que interrumpen la comunicación cerebral. Otros tipos de demencia están causados por daños en los vasos sanguíneos del cerebro o por la presencia de distintos tipos de proteínas anormales.

La edad es un importante factor de riesgo de demencia, pero es esencial saber que no todo el mundo la padecerá al envejecer. Algunos factores relacionados con el estilo de vida, como mantenerse activo física y mentalmente, seguir una dieta sana y mantener controlados los niveles de presión arterial y colesterol, pueden ayudar a reducir el riesgo de desarrollar demencia. Recuerde que tener demencia no define quién es usted como persona. Usted sigue siendo usted, con sus experiencias y personalidad únicas.

Aunque todavía no existe cura para la demencia, hay formas de controlar sus síntomas y mejorar la calidad de vida. Los medicamentos y las terapias pueden ayudar a ralentizar la progresión y controlar algunos de los síntomas. Además, los estudios han demostrado que el yoga también puede ayudar a prevenir esta enfermedad y aliviar muchos de sus síntomas.

La investigación destacada en la *"Revista sobre la enfermedad de Alzheimer"* sugiere que los practicantes de yoga experimentan un aumento del volumen de materia gris en regiones cerebrales clave asociadas a la memoria y la cognición. La materia gris representa los cuerpos celulares y las sinapsis de las neuronas, y desempeña un papel crucial en el procesamiento de la información y la consolidación de la memoria. A medida que avanza la demencia, la materia gris del cerebro tiende a atrofiarse, lo que provoca un deterioro cognitivo.

La neuroplasticidad del cerebro le permite adaptarse y reorganizarse en respuesta a experiencias y cambios ambientales. Mediante la práctica regular del yoga, las personas pueden fomentar la neuroplasticidad, mitigando potencialmente la pérdida de materia gris y conexiones neuronales. Se cree que este crecimiento favorece la salud cerebral y ayuda a mantener las funciones cognitivas a lo largo del tiempo, lo que ofrece esperanzas tanto a los pacientes con demencia como a sus cuidadores.

Además, el enfoque multifacético del yoga contribuye a sus efectos terapéuticos sobre la demencia. El aspecto físico del yoga incluye ejercicios suaves de estiramiento, equilibrio y coordinación, que pueden ayudar a mantener o mejorar el funcionamiento físico de los pacientes con demencia. Estos movimientos pueden aumentar la flexibilidad, reducir la tensión muscular y mejorar el bienestar general.

Por otro lado, la meditación y la atención plena, componentes centrales del yoga, pueden mejorar las funciones cognitivas al aumentar la capacidad de atención, la concentración y la regulación emocional. La meditación regular se ha relacionado con mejoras en la memoria, la atención y la claridad mental, todas ellas cruciales para los pacientes con demencia que experimentan dificultades cognitivas.

Un estudio realizado en la Universidad de California de Los Ángeles exploró los efectos de la práctica regular de yoga en la función cognitiva de personas diagnosticadas con diversas formas de demencia, como la enfermedad de Alzheimer. Durante varios meses, un grupo de pacientes con demencia participó en sesiones de yoga especialmente diseñadas para adaptarse a sus capacidades físicas y cognitivas. Las sesiones de yoga se centraron en movimientos suaves, ejercicios de respiración y meditación de atención plena.

Los resultados del estudio revelaron resultados muy prometedores. Los participantes que practicaban yoga con regularidad mostraron mejoras significativas en la función cognitiva y las tareas relacionadas con la memoria en comparación con los que no lo practicaban. Esta mejora puede atribuirse a varios aspectos del yoga que tienen un impacto positivo en el cerebro.

Se ha demostrado que la atención plena y la meditación, elementos fundamentales del yoga, estimulan regiones cerebrales específicas responsables de la atención y la retención de la memoria. Al entrenar a las personas para que se centren en el momento presente, el yoga ayuda a aliviar la ansiedad y el estrés que sufren habitualmente los pacientes con demencia, lo que mejora la función cognitiva. Además, la combinación de movimiento físico y concentración mental del yoga fomenta la neuroplasticidad del cerebro, lo que le permite formar nuevas conexiones neuronales y compensar potencialmente los déficits cognitivos asociados a la demencia.

Las técnicas de respiración practicadas en el yoga también tienen un profundo impacto en el sistema nervioso autónomo, lo que conduce a la relajación.

Los altos niveles de estrés y cortisol, una hormona del estrés, se han relacionado con un mayor riesgo de desarrollar demencia. Se ha demostrado que el yoga reduce el estrés y la ansiedad, lo que conlleva una disminución de la producción de cortisol. Controlando el estrés a través del yoga, podemos promover la salud cerebral y protegernos contra los síntomas de la demencia. El estrés crónico puede agravar el deterioro cognitivo de los pacientes con demencia, y los efectos calmantes del yoga pueden aliviar parte de la angustia psicológica asociada a esta enfermedad.

Además de los beneficios físicos y psicológicos, el yoga también puede crear un entorno social de apoyo para los pacientes con demencia. Participar en clases de yoga en grupo fomenta un sentimiento de comunidad y conexión, que puede combatir los sentimientos de aislamiento y soledad que suelen experimentar las personas con demencia.

Por otra parte, la adaptabilidad del yoga lo hace adecuado para personas en distintas fases de la demencia. A medida que avanza la enfermedad, algunas posturas y movimientos pueden resultar difíciles, pero los instructores de yoga pueden modificar la práctica para adaptarla a las necesidades de cada persona. Esta flexibilidad permite a los pacientes seguir cosechando los beneficios del yoga a lo largo de las diferentes etapas de su viaje con la demencia.

Aunque el yoga no puede curar la demencia, sin duda ofrece un enfoque holístico para controlar sus síntomas y mejorar la calidad de vida general de los pacientes. Ofrece a las personas la oportunidad de participar en una actividad significativa y agradable que mejora su salud física, el bienestar emocional y la función cognitiva.

Es esencial enfatizar que el yoga NO debe reemplazar los tratamientos médicos estándar. Por el contrario, debe considerarse como una práctica de apoyo que puede mejorar el bienestar general de los pacientes con demencia.

El Pranayama, la práctica de la respiración controlada, es una potente herramienta para promover la salud cerebral y puede aliviar los síntomas de la demencia. Técnicas como la "Nadi Shodhana" (respiración nasal alterna) y la "Bhramari" (respiración de la abeja) se relacionan con una mayor absorción de oxígeno y un mejor rendimiento cognitivo. Estos ejercicios de respiración calman la mente, reducen la ansiedad y ayudan a mantener una función cerebral óptima.

Respiración por fosas nasales alternas (Nadi Shodhana)

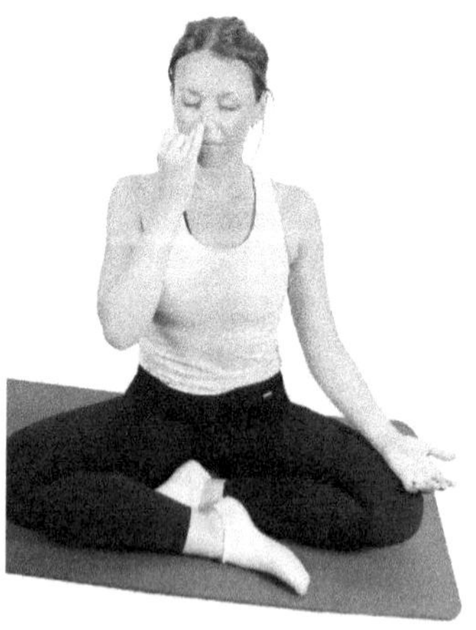

Una mujer haciendo respiración nasal

Preparación:

1. Siéntese cómodamente en el suelo o en una silla, con la columna recta y los hombros relajados.
2. Apoye la mano izquierda sobre la rodilla izquierda, con la palma hacia arriba, o en un mudra de yoga de su elección.
3. Para realizar Nadi Shodhana, utilizará el pulgar derecho y el anular derecho. Doble los dedos índice y corazón hacia la palma de la mano.

Instrucciones:

1. Cierre suavemente los ojos y respire lenta y profundamente por la nariz. Esto ayuda a relajar el cuerpo y le prepara para la práctica.
2. Cierre la fosa nasal derecha con el pulgar derecho e inspire lenta y profundamente por la fosa nasal izquierda. Llene los pulmones de aire, pero sin forzarlos.
3. Después de una inhalación completa, suelte la fosa nasal derecha y al mismo tiempo cierre la fosa nasal izquierda con el dedo anular derecho.
4. Exhale suave y completamente por la fosa nasal derecha. Asegúrese de que la respiración es suave y controlada.
5. Inhale profundamente por la fosa nasal derecha. Llene los pulmones, pero evite una fuerza excesiva.
6. Suelte la fosa nasal izquierda y vuelva a cerrar la derecha con el pulgar derecho.
7. Exhale suave y completamente por la fosa nasal izquierda.
8. Así se completa un ciclo de Nadi Shodhana.

Duración:

Puede empezar con unas pocas rondas (5-10 ciclos) y aumentar gradualmente la duración a medida que se sienta más cómodo con la técnica. Intente que la sesión dure entre 5 y 10 minutos para disfrutar de todos sus beneficios.

Aspectos clave:

- Mantenga una respiración lenta, constante y controlada durante toda la práctica.
- Mantenga la respiración en silencio sin crear ningún ruido durante la inhalación y la exhalación.

• Asegúrese de que su postura es cómoda y relajada para permitir una respiración ininterrumpida.

Respiración de la abeja (Bhramari)

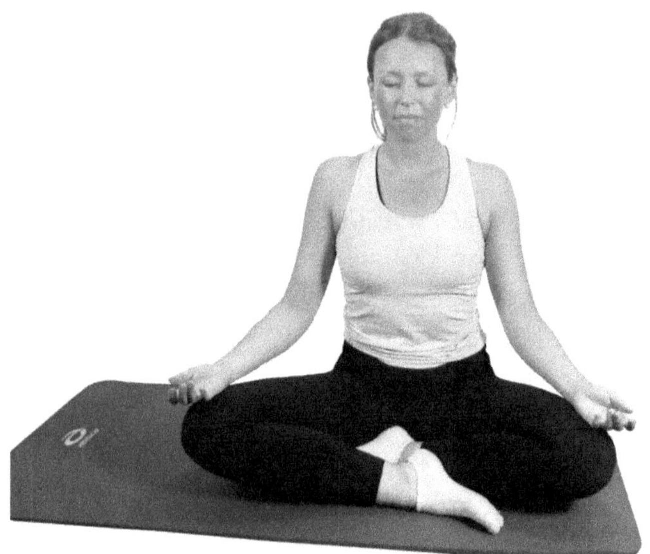

Mujer practicando Bhramari

Preparación:

1. Busque un lugar tranquilo y cómodo para sentarse con las piernas cruzadas (Padmasana o Sukhasana) o en una silla con la columna erguida y los hombros relajados.

2. Cierre los ojos suavemente y respire profundamente unas cuantas veces para calmar su mente y su cuerpo.

Instrucciones:

1. Comience inhalando profunda y lentamente por las fosas nasales. Llene sus pulmones de aire por completo, expandiendo su pecho y abdomen.

2. Mientras exhala, cree un suave zumbido en la parte posterior de su garganta, como el zumbido de una abeja. Mantenga la boca cerrada durante toda la práctica.

3. Concéntrese en hacer que el zumbido suene suave, continuo y uniforme. Sienta las vibraciones del sonido reverberando en su garganta.

4. Mientras exhala, mantenga la boca cerrada, pero deje que los labios permanezcan ligeramente separados. Esto le permitirá crear un zumbido suave y fluido sin forzar la garganta.

Retención de la respiración (opcional):

1. Si se siente cómodo, puede incorporar la retención de la respiración (Kumbhaka) después de cada exhalación. Después de completar una exhalación con el zumbido, contenga la respiración por unos momentos antes de inhalar nuevamente.

2. Durante la retención de la respiración, mantenga una sensación de calma y tranquilidad. Evite cualquier tensión o malestar.

Repita el proceso:

Repita la respiración Bhramari durante 5 a 10 rondas inicialmente y aumente gradualmente la cuenta a medida que se sienta más cómodo con la práctica.

Duración:

Practique Bhramari de 5 a 10 minutos al día. Se puede hacer por la mañana o por la noche (o cuando sienta la necesidad de relajarse y desestresarse).

Aspectos clave:

- Asegúrese de estar sentado cómodamente y con la columna recta para facilitar una respiración suave.
- Si se siente mareado o incómodo durante la práctica, deténgase inmediatamente y vuelva a su respiración normal.
- Evite practicar Bhramari si tiene infecciones graves de oído o garganta.

Realizar asanas también estimula varias regiones del cerebro, lo que mejora la neuroplasticidad. La neuroplasticidad se refiere a la capacidad del cerebro para reorganizarse y formar nuevas conexiones neuronales. Las asanas que implican coordinación y equilibrio, como "La del Guerrero II", desafían al cerebro a adaptarse y fortalecer las vías neuronales, reforzando así la reserva cognitiva y reduciendo el riesgo de deterioro cognitivo.

Postura del guerrero II (Virabhadrasana II)

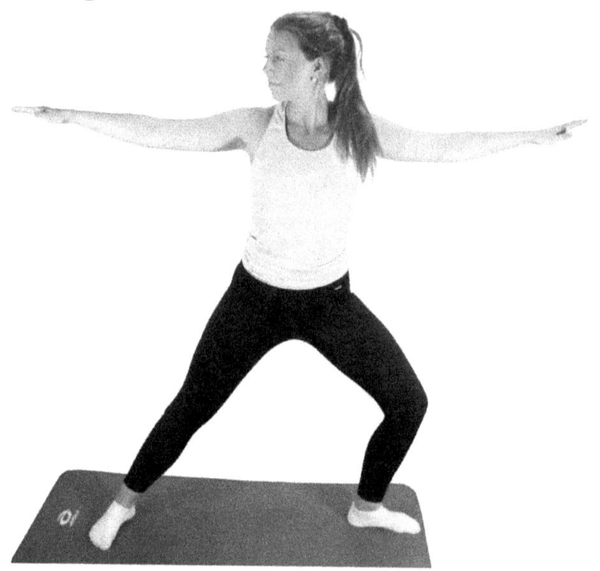

Mujer realizando pose de guerrero

Esta postura dinámica de pie lleva el nombre del feroz guerrero Virabhadra de la mitología india. La postura del Guerrero II involucra múltiples grupos de músculos, mejora el equilibrio y promueve la concentración.

Preparación:

1. Busque un área espaciosa y tranquila donde pueda pararse cómodamente con los pies separados a la altura de las caderas.

2. Asegúrese de tener una esterilla de yoga antideslizante para evitar resbalones accidentales.

3. Use ropa holgada y cómoda que le permita moverse libremente durante la postura.

Instrucciones:

1. Comience poniéndose de pie en la parte superior de su esterilla de yoga con los brazos apoyados a los costados. Tómese un momento para conectarse y encontrar el equilibrio.

2. Separe los pies a una distancia de aproximadamente 3 a 4 pies, con los talones alineados. Gire el pie derecho 90 grados para que apunte hacia la parte superior de la colchoneta. El pie izquierdo debe girarse ligeramente hacia adentro, unos 45 grados, para

garantizar la estabilidad.

3. Verifique que su talón delantero esté alineado con el arco de su pie trasero. Su pelvis debe mirar hacia adelante, manteniendo las caderas cuadradas. Involucre sus músculos centrales para sostener su columna.

4. Extienda los brazos hacia los lados, paralelos al suelo, en línea con los hombros. Sus palmas deben estar hacia abajo. Imagínese estirar los brazos en direcciones opuestas, creando una sensación de expansión.

5. Al inhalar, doble la rodilla derecha directamente sobre el tobillo derecho, asegurándose de que forme un ángulo de 90 grados. Su rodilla debe estar alineada con el segundo dedo del pie. Mantenga la pierna izquierda recta y firme, presionando el borde exterior del pie trasero.

6. Gire la cabeza para mirar por encima de las yemas de los dedos derechos, manteniendo una mirada suave y manteniendo el cuello alineado con la columna.

7. Encuentre una posición cómoda y mantenga la postura del Guerrero II durante 30 segundos a un minuto, respirando profunda y uniformemente.

Repita el proceso:

Para equilibrar ambos lados de su cuerpo, repita los mismos pasos en el lado opuesto. Dé un paso con el pie izquierdo hacia adelante, con la rodilla izquierda doblada y el pie derecho ligeramente girado hacia adentro.

Aspectos clave:

- Mantenga los hombros relajados durante toda la postura, evitando tensiones innecesarias.

- Involucre los músculos de sus piernas para mantener la estabilidad y soportar el peso de su cuerpo.

- Distribuya su peso uniformemente entre ambos pies para evitar forzar algún lado en particular.

- Evite inclinarse hacia adelante o hacia atrás; en su lugar, busque una posición centrada y equilibrada.

Menopausia

La menopausia es un hito importante en la vida de una mujer y suele ocurrir entre los 40 y los 50 años. Durante esta fase, los ovarios de la mujer reducen gradualmente su producción de hormonas reproductivas, principalmente estrógeno y progesterona, lo que lleva al cese de la menstruación. Si bien la menopausia es una parte natural e inevitable de la vida de una mujer, puede traer consigo una serie de luchas físicas, emocionales y psicológicas que pueden resultar difíciles de superar.

El viaje a través de la menopausia comienza con la perimenopausia, una fase de transición que puede durar varios años antes de llegar a la menopausia propiamente dicha. Durante la perimenopausia, los niveles hormonales fluctúan, lo que provoca ciclos menstruales irregulares, sofocos, sudores nocturnos y cambios de humor. Cuando la menopausia se vuelve inminente, los ovarios de la mujer dejan de liberar óvulos y la menstruación cesa por completo, lo que marca el inicio oficial de la menopausia.

Uno de los síntomas más reconocidos de la menopausia son los sofocos. Estas repentinas olas de calor pueden provocar sudoración intensa, palpitaciones y malestar. Los trastornos del sueño suelen acompañar a la menopausia, ya que los sudores nocturnos pueden alterar el descanso y provocar fatiga e irritabilidad durante el día.

A medida que disminuyen los niveles de estrógeno, las mujeres menopáusicas pueden experimentar cambios en sus sistemas reproductivo y genitourinario. La sequedad y atrofia vaginal pueden provocar molestias durante las relaciones sexuales, afectando la satisfacción sexual y la calidad de vida de la mujer. Además, la pérdida de estrógeno contribuye a la reducción de la densidad ósea, lo que aumenta el riesgo de osteoporosis y fracturas en las mujeres.

La menopausia no es simplemente una experiencia física. También tiene profundos impactos emocionales y psicológicos. Las fluctuaciones hormonales pueden provocar cambios de humor, irritabilidad y ansiedad. Las mujeres pueden sentir una sensación de pérdida, lamentarse por el final de sus años reproductivos y lidiar con la incertidumbre de esta nueva fase de sus vidas.

Además, la menopausia suele ir acompañada de una disminución de la función cognitiva, lo que provoca dificultades con la memoria y la concentración, lo que puede contribuir aún más al malestar emocional.

Muchas mujeres también experimentan una pérdida de confianza y autoestima al afrontar los cambios físicos y las percepciones sociales del envejecimiento.

La percepción que tiene la sociedad de la menopausia puede exacerbar las luchas que enfrentan las mujeres durante esta fase. La noción de que la menopausia significa el fin de la juventud y de la fertilidad puede generar sentimientos de insuficiencia e invisibilidad. Las mujeres deben lidiar con actitudes discriminatorias por edad, tanto interna como externamente, lo que afecta a su autoestima y a su propia imagen.

Si bien la terapia hormonal es un enfoque común para controlar los síntomas de la menopausia, cada vez más mujeres recurren al yoga como una forma holística y natural de afrontar esta fase de transición.

Aunque se necesita más investigación en esta área, algunos estudios sugieren que el yoga puede influir en los niveles hormonales de las mujeres menopáusicas.

Un estudio publicado en la *"Revista Internacional de Terapia de Yoga"* demostró que un programa de yoga de 12 semanas sirvió para aumentar los niveles de melatonina y reducir los niveles de hormona folículo estimulante (FSH) y hormona luteinizante (LH) en mujeres menopáusicas. Estos cambios hormonales pueden contribuir al control de los síntomas de la menopausia y a una mejor sensación de bienestar.

Los sofocos son uno de los síntomas más molestos durante la menopausia. Una investigación publicada en *"Menopause"*, la revista de la Sociedad Norteamericana de Menopausia, sugiere que el yoga puede ser eficaz para controlar los sofocos. La combinación del yoga de posturas físicas suaves, respiración controlada y meditación puede ayudar a regular la temperatura corporal y aliviar estos destellos. La respuesta de relajación inducida por la práctica del yoga también puede minimizar la intensidad y frecuencia de los sofocos, mejorando la calidad de vida de las mujeres menopáusicas.

Practicar técnicas de respiración revitalizante como Sitali (la respiración refrescante) puede ayudar a regular la temperatura corporal y reducir la intensidad y frecuencia de los sofocos. Estas técnicas también inducen una sensación de calma y equilibrio, lo que resulta beneficioso para el bienestar emocional durante esta fase.

La respiración revitalizante (Sitali)

Shitali implica inhalar por la boca con la lengua curvada. Este Pranayama ayuda a reducir la temperatura corporal y calmar el sistema nervioso, brindando alivio durante los ataques de asma y previniendo posibles desencadenantes.

Preparación:

1. Antes de practicar Sitali, busque un espacio cómodo y tranquilo donde pueda sentarse o quedarse en pie con la espalda recta.

2. Tómese unos momentos para relajarse y centrarse.

3. Puede practicar esta técnica de respiración en cualquier momento del día, pero es especialmente beneficiosa cuando hace calor o cuando necesite refrescar su cuerpo y su mente.

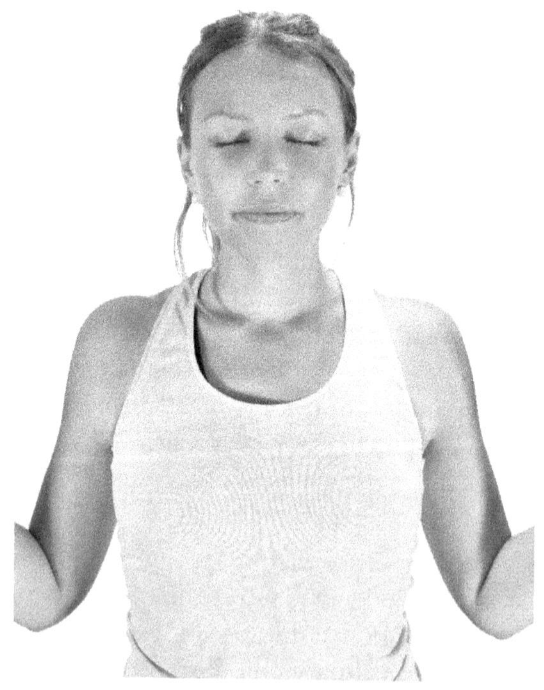

Instrucciones:

1. Comience respirando profundamente unas cuantas veces por la nariz para limpiar el sistema respiratorio.

2. Forme una "O" con los labios separándolos ligeramente. Imagine que está creando un pequeño tubo o pajita con la boca.

3. Inhale lenta y profundamente por la boca, sintiendo el aire pasar por su lengua. Si lo hace correctamente, debería experimentar una sensación refrescante en la boca y la garganta.

4. Mientras inhala, concéntrese en aspirar el aire hasta llegar al diafragma. Sienta cómo su abdomen se expande a medida que llena sus pulmones.

5. Una vez que haya respirado profundamente, cierre suavemente la boca y exhale lenta y completamente por la nariz.

6. Continúe este proceso durante varias rondas, inhalando por la boca y exhalando por la nariz.

Repita el proceso:

Practique Sitali durante 5 a 10 minutos, especialmente si es nuevo en esta técnica. A medida que se acostumbre, puede ampliar la duración a 15-20 minutos.

Aspectos clave:

- Practique siempre Sitali con el estómago vacío. Espere al menos dos o tres horas después de una comida copiosa antes de intentar esta técnica de respiración.

- Si le resulta difícil curvar la lengua, no se preocupe. Puede lograr un efecto refrescante similar aspirando el aire a través de los labios fruncidos.

- Concéntrese en mantener una respiración lenta y controlada durante toda la práctica. Evite cualquier inhalación o exhalación forzada.

- Evite practicar Sitali en climas muy fríos o cuando tenga un resfriado o una infección respiratoria.

- Si se siente mareado o incómodo durante la práctica, deténgase inmediatamente y vuelva a respirar normalmente.

La disminución de los niveles de estrógeno durante la menopausia puede debilitar los músculos del suelo pélvico, provocando problemas como incontinencia urinaria y reducción de la fuerza central. Practicar ejercicios del suelo pélvico (Kegels) a través del yoga puede ayudar a fortalecer estos músculos, mejorando el control de la vejiga y la salud pélvica en general.

Ejercicios de Kegel (Ashwini Mudra)

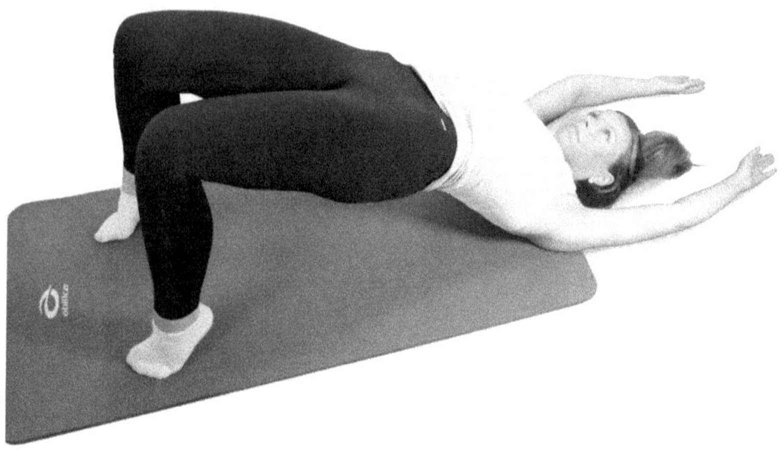

Mujer meditando en la postura Ashwini Mudra

Preparación:

1. Antes de empezar a practicar el ejercicio de Kegel, busque un espacio tranquilo y cómodo donde pueda concentrarse sin distracciones.

2. Puede realizar este ejercicio tumbado.

3. Respire profundamente unas cuantas veces para relajar el cuerpo y la mente, y asegúrese de que la zona pélvica está libre de tensiones.

Instrucciones:

1. Para iniciar el ejercicio de Kegel, primero debe localizar los músculos del suelo pélvico. Estos músculos son los que utiliza para controlar el flujo de orina. Puede identificarlos deteniendo el flujo de orina a medio camino. Sin embargo, evite hacerlo durante el ejercicio, ya que interrumpir repetidamente el flujo urinario puede provocarle problemas de vejiga.

2. Una vez localizados los músculos del suelo pélvico, contráigalos apretándolos y levantándolos hacia arriba. Imagínese que intenta evitar la expulsión de gases. Asegúrese de mantener relajados los músculos abdominales, glúteos y muslos durante la contracción.

Al principio, mantenga la contracción durante unos 5 segundos.

3. Tras mantener la contracción, suelte los músculos del suelo pélvico lenta y suavemente. Deje que se relajen por completo. Inspire y espire profundamente durante la fase de relajación para favorecer la sensación de calma.

4. Comience con una serie de 5-10 repeticiones por sesión. A medida que se familiarice con el ejercicio y fortalezca los músculos del suelo pélvico, puede aumentar gradualmente el número de repeticiones. Sin embargo, evite excederse, ya que un ejercicio excesivo podría forzar los músculos.

Repita el proceso:

Realice la rutina de ejercicios de Kegel al menos tres veces al día. La constancia es clave para experimentar los beneficios de este ejercicio. Lo ideal es realizar sesiones por la mañana, por la tarde y por la noche, y que cada sesión conste de 5-10 repeticiones.

Aspectos clave:

- Los ejercicios de Kegel, o Ashwini Mudra, tienen por objeto fortalecer los músculos del suelo pélvico, lo que puede ayudar en el control urinario, el parto y la función sexual.

- Asegúrese siempre de practicar el ejercicio en un estado de relajación y evite forzar o involucrar a otros grupos musculares durante la contracción.

- Evite contener la respiración durante el ejercicio; en su lugar, respire libre y naturalmente.

- Recuerde que los resultados pueden variar de una persona a otra, así que sea paciente y constante en su práctica.

- Si siente alguna molestia o dolor al realizar el ejercicio de Kegel, consulte a un profesional sanitario antes de continuar.

En cuclillas (Malasana)

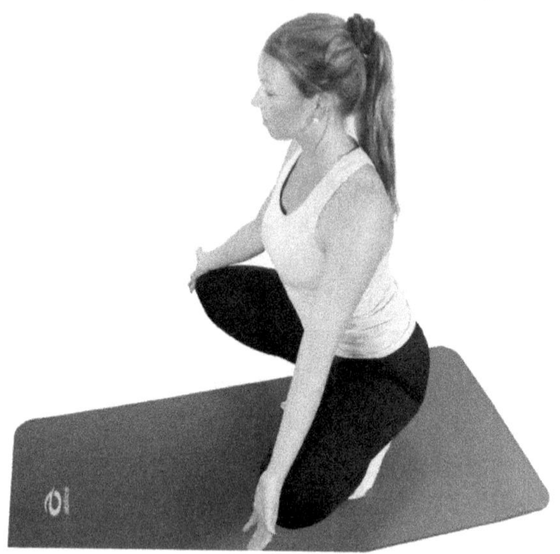

Postura Malasana

Las sentadillas son un ejercicio funcional en el que intervienen varios grupos musculares, incluido el suelo pélvico. Ayudan a fortalecer los músculos del suelo pélvico, aumentan la flexibilidad de la cadera y favorecen una mejor alineación de la pelvis. Las sentadillas también favorecen la salud ósea y el tono muscular, lo que puede ser vital durante la menopausia, cuando los cambios hormonales pueden afectar a la densidad ósea.

Preparación:

1. Lleve ropa cómoda y flexible para poder moverse sin restricciones.

2. Se recomienda calentar el cuerpo con algunos estiramientos ligeros para preparar los músculos para el ejercicio.

3. Las sentadillas (Malasana) afectan principalmente a la parte inferior del cuerpo y requieren flexibilidad en las caderas y los tobillos, por lo que es esencial tener cuidado si tiene alguna lesión o limitación en estas áreas.

Instrucciones:

1. Empiece de pie, con los pies ligeramente separados a la anchura de las caderas. Coloque los pies paralelos entre sí, con los dedos apuntando hacia delante. Mantenga una postura recta y erguida

durante todo el ejercicio.

2. Inhale profundamente mientras dobla las rodillas y baja las
    caderas hacia el suelo. Al mismo tiempo, junte las palmas de las
    manos junto al pecho y empuje suavemente las rodillas hacia
    fuera con los codos. Los codos deben ejercer una suave presión
    en la cara interna de los muslos, ayudando a abrir las caderas.

3. Colóquese gradualmente en cuclillas, con las caderas paralelas al
    suelo. Es esencial mantener la espalda recta y evitar redondear la
    columna vertebral.

4. Mientras mantenga la posición en cuclillas, respire
    profundamente, concentrándose en relajar los músculos y
    mantener el equilibrio.

5. Si es posible, intente mantener la sentadilla entre 30 segundos y
    un minuto. Sin embargo, como principiante, puede resultarle
    difícil mantener la posición durante tanto tiempo. Empiece por
    mantener la posición en cuclillas todo el tiempo que le resulte
    cómodo y vaya aumentando gradualmente la duración.

6. Para salir de la sentadilla, presione los talones, contraiga los
    músculos centrales y estire lentamente las piernas para volver a la
    posición de pie. Suelte las manos y relaje los brazos a los lados.

Repita el proceso:

Repita las sentadillas (Malasana) durante 5-10 repeticiones, haciendo
descansos entre ellas si es necesario. A medida que se vaya sintiendo
más cómodo con el ejercicio, intente aumentar el número de
repeticiones y la duración de cada sentadilla.

Aspectos clave:

- Mantenga los pies apoyados en el suelo durante todo el
  ejercicio. Evite levantar los talones, ya que puede forzar los
  tobillos y las rodillas.

- Active los músculos centrales para apoyar la zona lumbar y
  mantener la alineación correcta durante la sentadilla.

- Concéntrese en respirar profunda y constantemente para
  favorecer la relajación y la flexibilidad.

- Si le resulta difícil bajar las caderas paralelas al suelo, empiece
  con una sentadilla parcial y aumente gradualmente la
  profundidad a medida que mejore su flexibilidad.

- Evite empujar las rodillas demasiado hacia fuera o hacia dentro; en su lugar, intente alinearlas con los dedos de los pies para conseguir una sentadilla segura y eficaz.

- Sea paciente consigo mismo, ya que las sentadillas (Malasana) pueden tardar en dominarse, especialmente si es nuevo en el yoga o tiene una flexibilidad limitada. Con la práctica constante, la flexibilidad de la cadera y el tobillo mejorará, lo que le permitirá profundizar en la sentadilla gradualmente.

Recuerde que es esencial escuchar a su cuerpo y evitar forzar cualquier movimiento que le cause molestias o dolor. Si tiene algún problema o afección médica, consulte con un profesional del fitness o de la salud antes de incorporar las Sentadillas (Malasana) a su rutina de ejercicios.

Otras posturas de yoga, como con las piernas contra la pared (Viparita Karani) o con los hombros en alto (Sarvangasana), pueden estimular el sistema endocrino y ayudar a mantener el equilibrio hormonal. Estas posturas invertidas también mejoran la circulación sanguínea hacia las glándulas tiroides y paratiroides, favoreciendo su correcto funcionamiento y reduciendo los síntomas de la menopausia.

Piernas contra la pared (Viparita Karani)

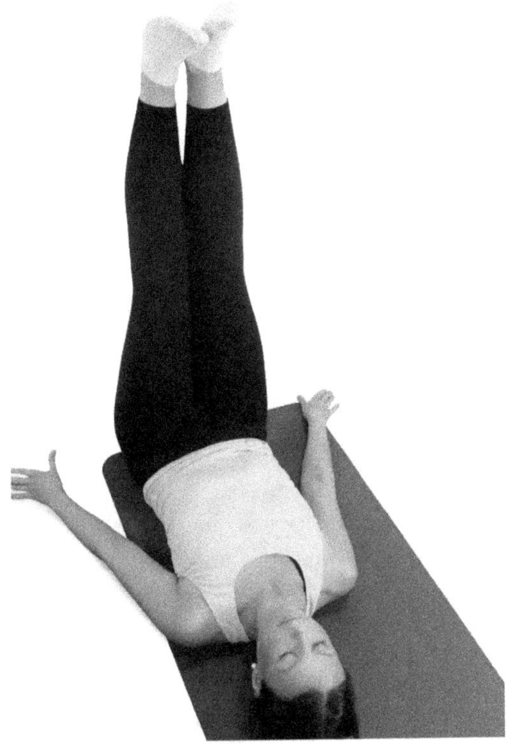

Una mujer con las piernas contra la pared

Preparación:

1. Esta inversión suave es adecuada para todos los niveles, incluidos
   los principiantes. Necesitará un espacio despejado en la pared y
   una esterilla de yoga o una superficie blanda para tumbarse.

Instrucciones:

1. Empiece por sentarse de lado con el costado derecho o
   izquierdo pegado a la pared.

2. Baje suavemente sobre la espalda mientras apoya las piernas
   contra la pared. Asegúrese de que los huesos del asiento estén lo
   más cerca posible de la pared. Esto puede requerir un ligero
   ajuste del cuerpo.

3. Extienda las piernas hacia arriba con los talones tocando la
   pared. Su cuerpo debe formar una L con las piernas apoyadas en
   la pared y la espalda apoyada en el suelo.

4. Coloque los brazos en una posición cómoda, bien a los lados con las palmas hacia arriba o en forma de cactus con los codos doblados y las palmas hacia el techo.

5. Cierre los ojos y respire lenta y profundamente, permitiendo que su cuerpo se relaje y libere tensiones.

Repita el proceso:

Mantenga la postura de las piernas contra la pared de 5 a 15 minutos, dependiendo de su nivel de comodidad y del tiempo del que disponga. Para salir de la postura, doble suavemente las rodillas y ruede hacia un lado, descansando un momento antes de incorporarse lentamente.

Aspectos clave:

• Asegúrese de que los huesos de la espalda están lo más cerca posible de la pared y las piernas rectas hacia arriba, formando una L. Esta alineación ayuda a maximizar los beneficios de la postura.

• Deje que todo el cuerpo se relaje durante la postura, desde las piernas y la parte baja de la espalda hasta el cuello y los hombros. Suelte cualquier tensión que pueda tener.

• Practique una respiración lenta y profunda mientras mantiene la postura. Esto ayuda a activar el sistema nervioso parasimpático y favorece la relajación.

• Si tiene los isquiotibiales tensos o experimenta molestias en la zona lumbar, puede colocar una pequeña manta doblada o un cojín bajo las caderas para aumentar el apoyo.

Postura de la vela (Sarvangasana)

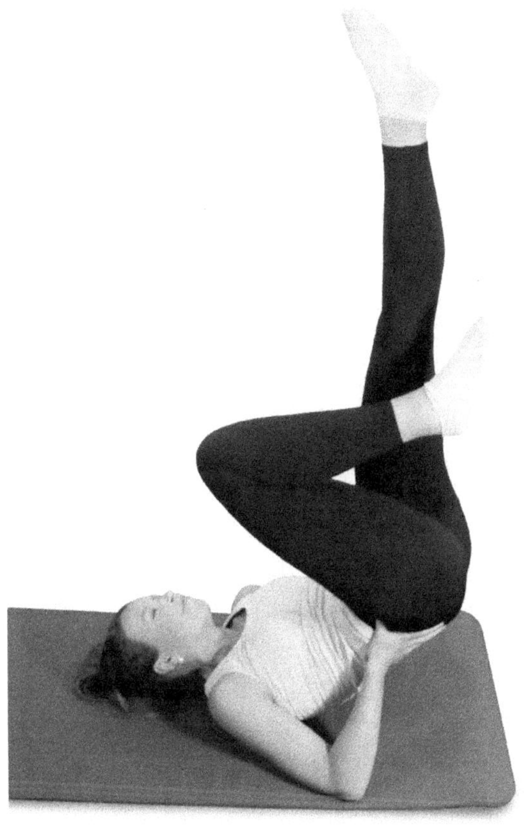

Mujer practicando la postura de la vela

Preparación:

1. Antes de intentar la postura de la vela (Sarvangasana), asegúrese de disponer de un espacio despejado con una esterilla de yoga antideslizante.

2. Es esencial calentar el cuerpo con algunas rondas de estiramientos suaves, como rotaciones del cuello, giros de hombros y balanceos de piernas.

3. Como esta inversión afecta al cuello, proceda con precaución si tiene alguna lesión preexistente en el cuello o los hombros.

4. Es aconsejable practicar esta postura bajo la guía de un instructor de yoga cualificado, especialmente si es principiante.

Instrucciones:

1. Túmbese boca arriba sobre la esterilla de yoga con los brazos a lo largo del cuerpo y las palmas hacia abajo. Mantenga las piernas juntas y los pies apuntando hacia el techo.

2. Inhale profundamente y, al exhalar, contraiga los músculos centrales y levante las piernas del suelo. Apóyese en la esterilla con las manos para sostener las caderas y la zona lumbar.

3. Siga respirando lenta y profundamente mientras empuja suavemente las piernas hacia arriba, levantando las caderas y la parte inferior de la espalda del suelo. Intente llevar el cuerpo en línea recta desde los hombros hasta los pies.

4. Apoye las manos en la espalda y extienda las piernas verticalmente hacia el techo. Mantenga el cuello y la cabeza alineados con la columna vertebral, y evite girar la cabeza de un lado a otro.

5. Una vez que se encuentre cómodamente en la posición de los hombros erguidos, acerque los omóplatos entre sí, levantando ligeramente el pecho para abrir la zona pectoral.

6. Mantenga la postura durante varias respiraciones, intentando relajarse y encontrar estabilidad en la posición.

7. Mantenga la implicación de los músculos centrales y de las piernas para sostener el cuerpo.

Repita el proceso:

1. Para salir de la postura de la vela, baje suavemente las piernas hacia el suelo con control.

2. Descienda lentamente por la columna vertebral, vértebra a vértebra, hasta que toda la espalda descanse sobre la esterilla.

3. Extienda las piernas y los brazos y respire profundamente en la postura del cadáver (Shavasana) para relajarse e integrar los efectos de la posición.

Aspectos clave:

- Evite los movimientos bruscos al entrar y salir de la postura de la vela para evitar tensiones o lesiones.

- Mantenga una respiración constante y fluida durante toda la postura para calmar la mente y aumentar los beneficios.

- Asegúrese de que el cuello está en una posición neutral, sin forzarlo hacia arriba ni retraerlo demasiado.

- Evite girar la cabeza durante la postura para proteger el cuello y mantener la alineación.

- Ejercite los músculos centrales para dar apoyo a la zona lumbar y estabilizar el cuerpo.

- Si no conoce esta postura o tiene algún problema de salud, consulte a un instructor de yoga cualificado antes de intentar la postura de los hombros.

Estreñimiento

El estreñimiento es un problema gastrointestinal común que afecta a personas de todas las edades, pero es especialmente frecuente entre los mayores. Con la edad, diversos cambios fisiológicos y en el estilo de vida pueden contribuir al desarrollo del estreñimiento.

En las personas mayores, los músculos del tubo digestivo pueden debilitarse, incluidos los responsables de empujar las heces a través de los intestinos. Esta disminución del tono muscular puede provocar movimientos intestinales más lentos y contribuir al estreñimiento.

El envejecimiento también se asocia a un ritmo metabólico más lento, lo que afecta al proceso digestivo en general. Un metabolismo reducido puede hacer que los alimentos se muevan más lentamente a través de los intestinos, lo que provoca una absorción excesiva de agua de las heces y las hace más duras y secas, provocando así estreñimiento.

Algunas personas mayores pueden sufrir daños en los nervios debido a afecciones médicas como la diabetes o trastornos neurológicos. Esto puede afectar a la coordinación de las contracciones musculares del intestino, provocando movimientos intestinales lentos y estreñimiento.

Los desequilibrios hormonales que se producen con la edad también pueden afectar a la función intestinal. Las hormonas desempeñan un papel crucial en la regulación de la digestión, y cualquier alteración en sus niveles puede contribuir al estreñimiento en las personas mayores. Aunque a menudo se recomiendan modificaciones de la dieta y el estilo de vida para abordar este problema, el yoga también ha surgido como una valiosa terapia complementaria para tratar el estreñimiento.

El yoga consiste en una serie de estiramientos y posturas suaves que estimulan el flujo sanguíneo a diversos órganos, incluidos los intestinos. El aumento de la circulación sanguínea garantiza que el aparato digestivo reciba un aporte adecuado de oxígeno y nutrientes, lo que favorece una mejor función digestiva. Además, las posturas de yoga ayudan a masajear y tonificar los órganos abdominales, mejorando su funcionamiento general y facilitando los movimientos intestinales.

Postura de la guirnalda (Malasana)

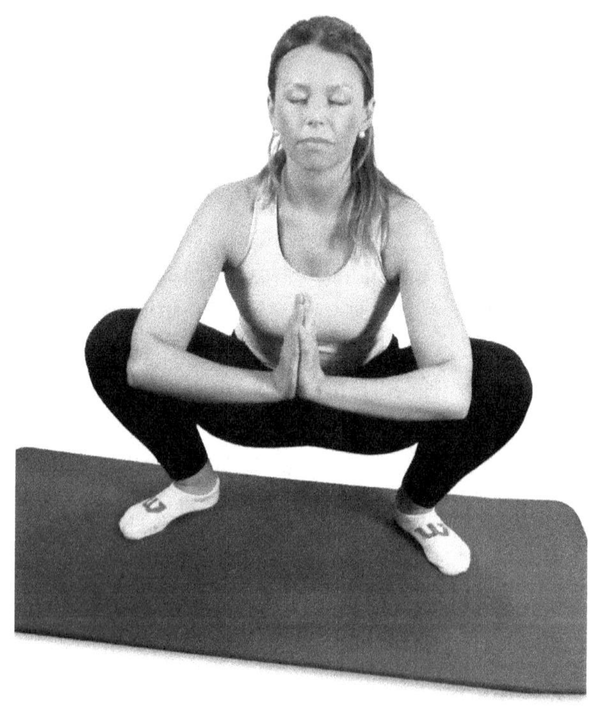

Mujer practicando Malasana

Malasana, también conocida como postura de la guirnalda, es excelente para abrir las caderas y la región inguinal. Ayuda a activar los músculos pélvicos y favorece la fluidez de las heces a través de los intestinos, reduciendo así el estreñimiento.

Preparación:

1. Busque una superficie limpia y plana con espacio suficiente para extender cómodamente las piernas y los brazos.
2. Coloque una esterilla de yoga o un cojín blando en el suelo para apoyar los pies y las rodillas.

Instrucciones:

1. Empiece de pie, con los pies separados a una distancia ligeramente superior a la anchura de las caderas y los dedos ligeramente hacia fuera.
2. Exhale y doble las rodillas, bajando las caderas hacia el suelo. Intente acercar los glúteos a los talones lo máximo posible.
3. Mientras baja, junte las palmas de las manos en el centro del corazón en posición de oración. Utiliza los codos para separar suavemente las rodillas, creando espacio para que el torso quepa cómodamente entre los muslos.
4. Mantenga la columna recta y alargada, con el pecho levantado y los hombros relajados.
5. Presione los codos contra el interior de las rodillas, abriendo suavemente las caderas.
6. Si le resulta difícil mantener los talones en el suelo, puede colocar una manta doblada o un bloque de yoga debajo para apoyarlos.
7. Contraiga los músculos centrales para estabilizar la zona lumbar y mantener el equilibrio.
8. Mantenga la mirada hacia delante o ligeramente hacia arriba, buscando un punto de enfoque para estabilizar la mente.

Repita el proceso:

1. Respire profundamente y mantenga la postura entre 30 segundos y un minuto, aumentando gradualmente la duración a medida que se sienta más cómodo.
2. Para liberarse de la postura, inhale y estire las piernas, volviendo a la posición de pie con las palmas de las manos en el centro del corazón.

Aspectos clave:

- Malasana es una excelente postura de yoga para abrir las caderas que estira los tobillos, las ingles y la parte baja de la espalda a la vez que tonifica el abdomen.

- Sea paciente con su cuerpo; no se fuerce a hacer la postura si le causa molestias o dolor. Modifique la postura o utilice los accesorios que necesite para apoyar su práctica.

- La práctica regular de Malasana puede ayudar a mejorar la flexibilidad de las caderas y los muslos, lo que puede ser beneficioso para otras posturas de yoga y actividades diarias.

- Evite esta postura si tiene una lesión en la rodilla o cualquier enfermedad que pueda agravarse con una flexión profunda de la rodilla.

- Recuerde respirar profundamente y mantener una sensación de relajación durante toda la postura, permitiendo que la tensión desaparezca.

Postura del triángulo (Trikonasana)

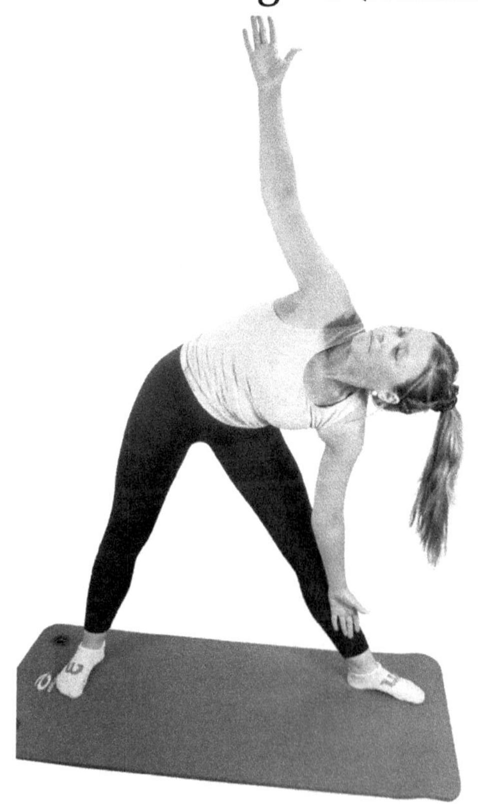

Mujer haciendo la postura del triangulo

Trikonasana es una poderosa postura de pie que ejercita los músculos abdominales y masajea los órganos digestivos. Esta asana mejora la circulación sanguínea en el abdomen y puede ayudar a aliviar el estreñimiento cuando se practica con regularidad.

Preparación:

1. Antes de intentar la Trikonasana, busque una zona tranquila y espaciosa con una superficie antideslizante.

2. Póngase ropa cómoda y elástica que le permita libertad de movimientos.

3. Se recomienda realizar esta postura con el estómago vacío o al menos dos o tres horas después de comer.

4. Coja una esterilla de yoga si es necesario para mayor apoyo y amortiguación.

Instrucciones:

1. Empiece colocándose en Tadasana (postura de la montaña) en la parte superior de la esterilla. Asegúrese de que los pies están separados a la anchura de las caderas y el cuerpo alineado con la columna recta.

2. Dé un paso hacia atrás con el pie derecho aproximadamente 3 o 4 pies, manteniendo los dedos ligeramente girados hacia dentro. El pie izquierdo debe apuntar hacia delante y ambos talones deben estar alineados.

3. Inhale profundamente y, al exhalar, extienda los brazos hacia los lados a la altura de los hombros, formando una línea recta con los hombros.

4. Desplace ligeramente la cadera hacia la izquierda, manteniendo ambas piernas estiradas. Asegúrese de que el peso del cuerpo se distribuye uniformemente entre ambos pies.

5. Ahora, al exhalar, flexione la cadera izquierda y lleve la mano izquierda hacia el tobillo o la espinilla izquierdos. Al mismo tiempo, extienda el brazo derecho hacia el cielo, formando una línea recta con el brazo y la pierna derechos.

6. Gire suavemente la cabeza para mirar las puntas de los dedos derechos. Si el cuello se tensa, puede mirar al frente o al suelo.

7. Asegúrese de que el pecho y los hombros están abiertos y de que el torso está en un mismo plano. Imagínese entre dos planos

verticales, apretando el cuerpo contra ellos.

8. Mantenga una respiración constante y uniforme mientras mantiene la postura entre 30 segundos y un minuto. Sienta el estiramiento a lo largo de los costados, los muslos y los isquiotibiales.

9. Para salir de la postura, inhale profundamente, presione firmemente los pies, contraiga el tronco y vuelva lentamente a la posición erguida con los brazos extendidos hacia los lados.

10. Adelante el pie derecho hasta juntarlo con el izquierdo y vuelva a Tadasana.

11. Repita el proceso en el otro lado, llevando el pie izquierdo hacia atrás y siguiendo el mismo movimiento.

Repita el proceso:

Practique Trikonasana a cada lado de dos a tres veces para experimentar todos sus beneficios. A medida que se familiarice con la postura, puede mantenerla durante más tiempo, aumentando gradualmente el tiempo hasta dos minutos a cada lado.

Aspectos clave:

- Mantenga el cuerpo alineado y evite inclinarse hacia delante o hacia atrás durante la postura.

- Contraiga los músculos centrales para sostener la columna y mantener el equilibrio.

- Evite bloquear las rodillas. En su lugar, mantenga una ligera flexión para evitar la tensión en las articulaciones.

- Modifique la postura según sea necesario, utilizando un bloque bajo la mano si no puede alcanzar el tobillo o la espinilla.

- Escuche a su cuerpo. Si siente molestias o dolor, abandone la postura y consulte a un instructor de yoga.

Insuficiencia renal crónica

La insuficiencia renal crónica se produce cuando los riñones pierden gradualmente su capacidad de filtrar eficazmente los residuos y el exceso de líquidos de la sangre. Las causas más frecuentes de esta enfermedad en personas mayores son la hipertensión y la diabetes, que suelen coexistir en este grupo de edad. Otros factores de riesgo son la obesidad, el sedentarismo, los antecedentes familiares de enfermedad renal y la aterosclerosis.

En las primeras fases, la insuficiencia renal crónica en los ancianos puede que no manifieste síntomas perceptibles, lo que dificulta su diagnóstico precoz. A medida que la enfermedad progresa, los ancianos pueden experimentar fatiga, pérdida de apetito, calambres musculares, dificultad para dormir y cambios en la frecuencia y el volumen de orina.

Aunque la insuficiencia renal crónica es una enfermedad progresiva, su avance puede ralentizarse y las complicaciones pueden mitigarse con un tratamiento adecuado. Cada vez hay más pruebas de que el yoga puede desempeñar un papel fundamental en la prevención de la insuficiencia renal crónica y en la mejora del bienestar general de las personas mayores. Esta práctica milenaria ofrece una amplia gama de ventajas que atacan directamente los factores de riesgo asociados a dicha enfermedad.

El estrés es un factor importante en el desarrollo y la progresión de la insuficiencia renal crónica. Los altos niveles de estrés provocan la liberación de hormonas que contraen los vasos sanguíneos y elevan la presión arterial, lo que con el tiempo puede dañar los riñones. Las técnicas de meditación y relajación del yoga proporcionan a las personas mayores herramientas eficaces para controlar el estrés, lo que se traduce en una reducción de la presión arterial y una menor carga para los riñones.

El yoga también incorpora diversas posturas y movimientos que mejoran la circulación sanguínea por todo el cuerpo. Al fomentar una mejor circulación, el yoga garantiza que los riñones reciban un suministro suficiente de oxígeno y nutrientes, optimizando su funcionalidad. La mejora del flujo sanguíneo también ayuda a eliminar las toxinas y los productos de desecho de los riñones, reduciendo el riesgo de daño renal y la aparición de insuficiencia renal crónica.

Los ejercicios de respiración profunda, como el Pranayama, facilitan la limpieza del organismo expulsando toxinas y favoreciendo el funcionamiento eficaz del sistema linfático. Al eliminar las sustancias nocivas, el yoga ayuda a los riñones en su proceso de desintoxicación, reduciendo la carga de trabajo de estos órganos vitales y favoreciendo la salud renal.

El elemento agua desempeña un papel importante en la salud de los riñones, por lo que puede ser beneficioso incorporar posturas de yoga específicas que estimulen este elemento. Posturas como Salabhasana (postura de la langosta) y Matsyasana (postura del pez), que abren el pecho, pueden ayudar a canalizar la energía hacia los riñones y favorecer su funcionamiento. Estas posturas también ayudan a mantener la flexibilidad de la columna vertebral, lo cual es crucial para que las personas mayores con insuficiencia renal crónica eviten complicaciones como el dolor de espalda crónico.

Postura del pez (Matsyasana)

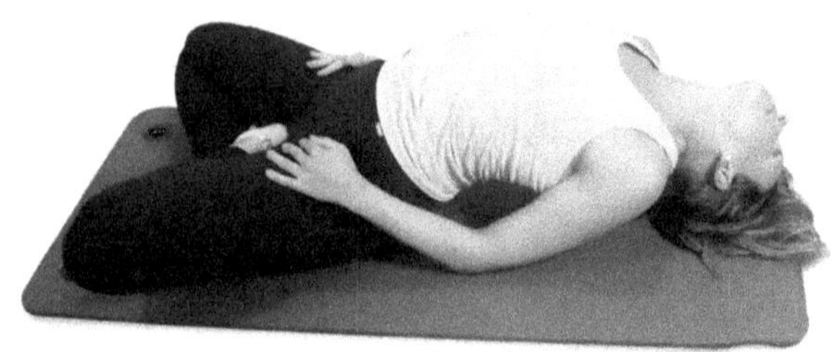

Mujer practicando la postura del pez

Preparación:

1. Túmbese boca arriba sobre una esterilla de yoga o una superficie cómoda, con las piernas extendidas y los brazos apoyados a lo largo del cuerpo.

2. Respire profundamente unas cuantas veces para relajar el cuerpo y la mente, preparándose para la práctica de Matsyasana.

Instrucciones:

1. Coloque las manos con las palmas hacia abajo debajo de las caderas. Mantenga las palmas hacia abajo y los codos pegados al cuerpo.

2. Al inhalar, presione los antebrazos y los codos firmemente contra el suelo, levantando la parte superior del cuerpo y el pecho de la esterilla. Esta acción arqueará suavemente la espalda.

3. Al mismo tiempo, incline la cabeza hacia atrás y acerque la coronilla al suelo. El peso debe apoyarse en los antebrazos y la nuca, no en el cuello.

4. Asegúrese de que las piernas permanecen relajadas durante toda la postura y coloque los pies juntos o separados unos centímetros, según e resulte más cómodo.

5. Respire lenta y profundamente, expandiendo el pecho al inhalar y relajándose en la postura al exhalar. Mantenga esta postura durante 15-30 segundos, aumentando gradualmente la duración con la práctica.

Repita el proceso:

1. Para salir de Matsyasana, levante suavemente la cabeza del suelo y baje la parte superior del cuerpo hasta la esterilla.

2. Retire las manos de debajo de las caderas y extienda las piernas, tumbándose boca arriba durante unas cuantas respiraciones, dejando que el cuerpo descanse y se reajuste.

Aspectos clave:

- Matsyasana debe practicarse con el estómago vacío o al menos 4-6 horas después de comer para evitar molestias.

- Es esencial mantener una respiración relajada y constante durante toda la postura, evitando cualquier esfuerzo o tensión en el cuerpo.

- Si siente molestias en el cuello, apoye ligeramente la cabeza con una manta doblada o un cojín, o simplemente reduzca el arco de la espalda.

- Evite forzar el cuerpo en la postura. En lugar de eso, aumente gradualmente la intensidad de la flexión hacia atrás a medida que su flexibilidad mejore con el tiempo.

- Matsyasana no sólo estira la parte delantera del cuerpo, sino que también abre el pecho, mejorando la capacidad pulmonar y estimulando la glándula tiroides.

- Como con cualquier postura de yoga, escuche a su cuerpo y, si tiene alguna enfermedad o lesión, consulte a un instructor de yoga cualificado o a un profesional sanitario antes de intentar la Matsyasana.

Postura de la langosta (Salabhasana)

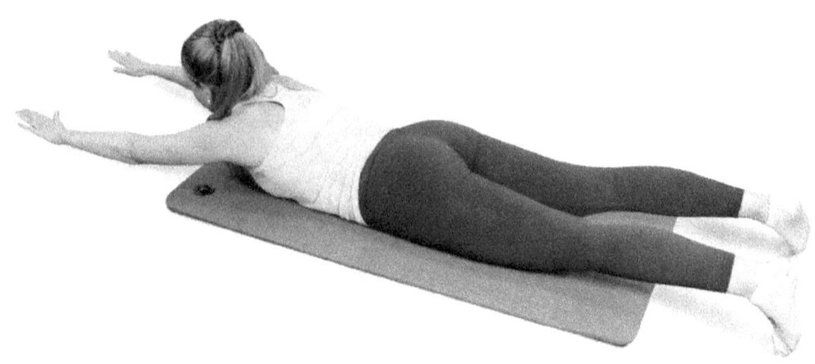

Mujer practicando Salabhasana

Salabhasana, o postura de la langosta, es una postura dinámica que estimula los órganos abdominales y favorece la desintoxicación. Al levantar las piernas y la parte superior del cuerpo de la esterilla, la presión sobre el abdomen ayuda a limpiar y mejorar la digestión.

Preparación:

1. Coloque una esterilla de yoga o una superficie blanda en el suelo para amortiguar el cuerpo.

2. Es aconsejable realizar esta postura con el estómago vacío, así que asegúrese de no haber ingerido una comida copiosa al menos 3-4 horas antes de la práctica.

Instrucciones:

1. Túmbese sobre el abdomen con la frente apoyada en la esterilla. Coloque los brazos a lo largo del cuerpo, con las palmas hacia arriba y las piernas estiradas.

2. Al inhalar, levante suavemente la cabeza, el pecho y las piernas del suelo al mismo tiempo. El peso del cuerpo debe descansar sobre las costillas inferiores, el abdomen y la pelvis. Contraiga los músculos centrales para sostener la parte inferior de la espalda.

3. Mantenga la mirada al frente y el cuello en posición neutral. Evite forzar el cuello o mirar excesivamente hacia arriba.

4. Mientras continúa inhalando, alargue la columna estirando las piernas hacia atrás y elevándolas. Al mismo tiempo, estire los brazos hacia atrás, manteniéndolos paralelos al suelo. Mantenga las piernas y los brazos comprometidos durante toda la postura.

5. Mantenga una respiración constante y mantenga la postura durante 20-30 segundos al principio, aumentando gradualmente la duración a medida que se sienta más cómodo.

6. Mientras exhala, suelte suavemente la postura bajando la cabeza, el pecho y las piernas hacia la esterilla.

Repita el proceso:

Repita Salabhasana de dos a tres veces, dejando que su cuerpo descanse unas cuantas respiraciones entre cada repetición.

Aspectos clave:

- Evite movimientos bruscos o repentinos al entrar o salir de la Salabhasana para evitar tensiones o lesiones.

- Utilice los glúteos y los músculos de las piernas para elevarlas y aumentar la fuerza y los beneficios de la postura.

- Concéntrese en estirar la columna vertebral y abrir el pecho, en lugar de esforzarse por levantar las piernas demasiado alto.

- Si siente molestias o dolor en la zona lumbar durante la postura, reduzca la altura de la elevación de las piernas o evite levantar ambas piernas simultáneamente hasta que adquiera la fuerza suficiente.

- La práctica regular de Salabhasana puede ayudar a fortalecer la zona lumbar, mejorar la postura y estimular los órganos abdominales.

Trombosis venosa profunda

El envejecimiento se asocia a varios cambios fisiológicos que pueden contribuir al desarrollo de la trombosis venosa profunda. Uno de los principales factores de riesgo es la movilidad reducida. A medida que las personas mayores se vuelven menos activas o se ven confinadas a un estilo de vida sedentario debido a problemas de salud relacionados con la edad, su circulación sanguínea puede ralentizarse, lo que aumenta la probabilidad de formación de coágulos. Según los Centros para el Control y la Prevención de Enfermedades (CDC), las personas de 65 años o más corren un mayor riesgo de sufrir una trombosis venosa profunda que los grupos de edad más jóvenes, y la incidencia aumenta significativamente con cada década de vida.

Las personas mayores también pueden desarrollar insuficiencia venosa, una afección en la que las venas tienen dificultades para devolver la sangre al corazón. Esto puede provocar la acumulación de sangre y la formación de coágulos. Según el Instituto Nacional sobre el Envejecimiento, la insuficiencia venosa afecta aproximadamente al 17% de las personas mayores de 65 años.

Los cambios relacionados con la edad en el sistema de coagulación también pueden contribuir al desarrollo de la trombosis venosa profunda. A medida que las personas mayores experimentan alteraciones en la composición de la sangre y en los factores de coagulación, aumenta el potencial de formación de coágulos. Ciertos trastornos de la coagulación, como la mutación del factor V de Leiden, son más frecuentes en las personas mayores y pueden aumentar el riesgo de sufrir dicha enfermedad. La Organización Mundial de la Salud calcula que alrededor del 7% de la población mundial mayor de 65 años es portadora de esta mutación genética.

El yoga puede ayudar a mejorar la circulación y el flujo sanguíneo en todo el cuerpo. Al favorecer que la sangre fluya más libremente por las venas, puede reducir el riesgo de que se formen coágulos o de que éstos aumenten de tamaño. Además, algunas posturas de yoga favorecen el retorno venoso, lo que ayuda a prevenir la hinchazón y las molestias asociadas a la trombosis venosa profunda.

Mantener la fuerza muscular también es muy importante para las personas mayores con trombosis venosa profunda, ya que unos músculos fuertes pueden contribuir a una función venosa adecuada y reducir el riesgo de formación de coágulos. Muchas posturas de yoga implican a varios grupos musculares a la vez, lo que supone una forma suave pero eficaz de mejorar el tono muscular. El desarrollo de la fuerza a través del yoga puede mejorar la estabilidad de las extremidades inferiores, reduciendo la tensión en las venas y favoreciendo una mejor circulación.

Postura del señor de los peces (Ardha Matsyendrasana)

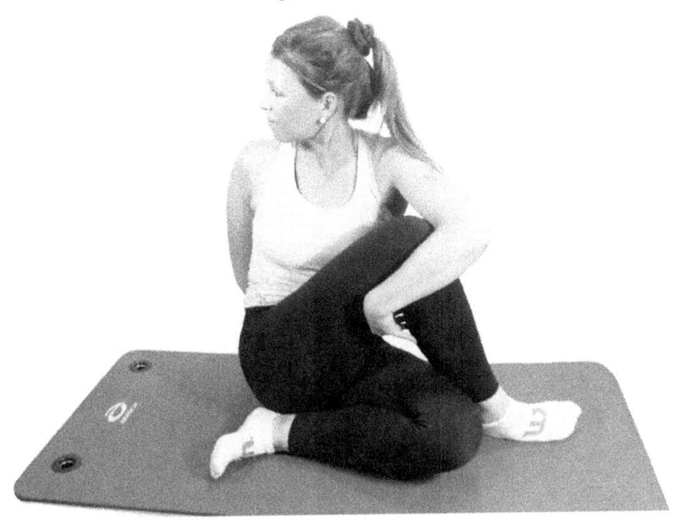

Mujer practicando Ardha Matsyendrasana

Este giro sentado estimula los órganos digestivos y aumenta el flujo sanguíneo a la región abdominal. La mejora de la circulación ayuda a prevenir los coágulos sanguíneos y favorece la salud digestiva en general.

Preparación:

1. Realice una rutina de calentamiento suave para relajar la columna vertebral, los hombros y las caderas. Esto puede incluir giros de cuello, estiramientos de hombros y ejercicios de apertura de caderas.

2. Practique esta asana con el estómago vacío o al menos 4-6 horas después de una comida copiosa para evitar molestias durante el movimiento de torsión.

Instrucciones:

1. Siéntese en el suelo con las piernas estiradas hacia delante. Mantenga la columna erguida y los hombros relajados.

2. Doble la rodilla derecha y apoye el pie en el suelo, cerca de la nalga derecha.

3. Cruce la pierna izquierda sobre la rodilla derecha, colocando el pie izquierdo en el suelo junto al muslo derecho. El pie izquierdo debe estar apoyado en el suelo.

4. Inspire profundamente y alargue la columna vertebral.

5. Exhale y gire el torso hacia la derecha, llevando el brazo izquierdo por fuera de la rodilla derecha. Coloque la palma de la mano izquierda en el suelo detrás de la espalda para apoyarse.

6. Mantenga la columna estirada mientras gira la cabeza y mira por encima del hombro derecho.

7. Contraiga los músculos centrales para sostener la torsión y mantener el equilibrio.

8. Mantenga la postura del Señor de los Peces entre 30 segundos y un minuto, respirando profunda y uniformemente.

9. Para soltar la postura, desenrolle suavemente la torsión mientras exhala. Extienda ambas piernas hacia delante y descanse unas cuantas respiraciones antes de repetir la postura hacia el otro lado.

Repita el proceso:

Si lo desea, repita la postura del Señor de los Peces en el lado opuesto para mantener el equilibrio y la simetría del cuerpo. Recuerde realizar la asana a ambos lados durante el mismo tiempo.

Aspectos clave:

- Evite forzar la torsión. En su lugar, permita que el movimiento surja de la movilidad natural de la columna vertebral.

- Asegúrese de que las caderas permanecen en el suelo durante toda la postura para mantener la estabilidad.

- Mantenga los hombros relajados y alejados de las orejas para evitar tensiones.

- Modifique la postura si es necesario. Utilice un bloque de yoga debajo de la mano si le resulta difícil llegar al suelo.

- Evite esta asana si tiene una lesión reciente o crónica en la columna vertebral, las caderas o las rodillas, o si está embarazada.

Postura del loto (Agnistambhasana)

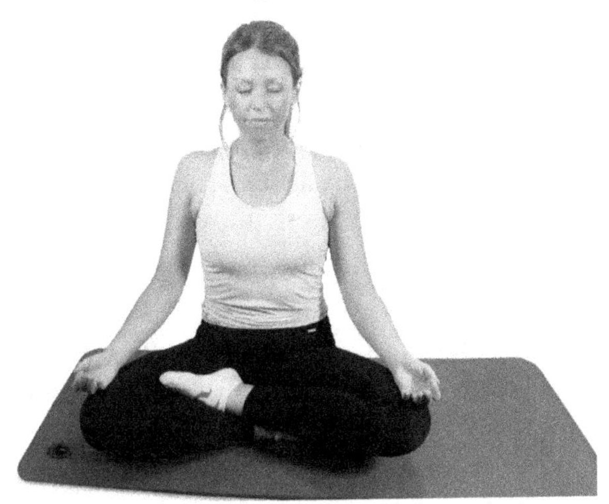

Mujer meditando en la postura del loto

La postura del loto estira las caderas y los muslos, estimulando el flujo sanguíneo a las extremidades inferiores. También ayuda a reducir la tensión en las piernas, lo que puede contribuir a prevenir la trombosis venosa profunda al favorecer una circulación regular.

Preparación:

1. Es aconsejable realizar algunos ejercicios suaves de calentamiento para aflojar las caderas y las piernas, ya que esta postura exige flexibilidad y estabilidad.

2. Llevar ropa cómoda y elástica que permita libertad de movimientos.

3. Una esterilla de yoga o una superficie blanda proporcionarán apoyo durante la práctica.

Instrucciones:

1. Siéntese en el suelo con las piernas cruzadas.

2. Estire suavemente las piernas hacia delante y sacúdalas para liberar cualquier tensión.

3. A continuación, doble la rodilla izquierda y apoye el pie izquierdo en el suelo, acercándolo al cuerpo.

4. Ahora, doble la rodilla derecha y colóquela sobre el tobillo izquierdo, de modo que el tobillo derecho descanse sobre la rodilla izquierda.

5. Lo ideal es que la rodilla derecha quede justo encima del tobillo izquierdo y que ambas tibias queden paralelas a la parte delantera de la esterilla.

6. Flexione los pies para proteger las rodillas y los tobillos durante la postura.

7. Si se siente cómodo y estable, puede empezar a doblar las caderas e inclinarse ligeramente hacia delante. Mantenga la columna recta durante este movimiento.

8. Al doblarse hacia delante, puede sentir un suave estiramiento en la parte externa de las caderas y los glúteos.

9. Busque una posición cómoda y sostenible para las manos: apóyelas en las piernas o en el suelo delante suyo, o sujételas alrededor de los pies.

10. Respire profundamente y relájese en la postura, permitiendo que las caderas se abran gradualmente.

Repita el proceso:

1. Para cambiar de lado, suelte lentamente las piernas y vuelva a la posición sentada con las piernas cruzadas.

2. Estire ambas piernas hacia delante y sacúdalas suavemente.

3. Doble esta vez la rodilla derecha y coloque el pie derecho en el suelo, más cerca del cuerpo.

4. Doble la rodilla izquierda y apóyela sobre el tobillo derecho, con el tobillo izquierdo apoyado en la rodilla derecha.

5. Siga los pasos 6 a 10 para el lado opuesto.

Aspectos clave:

- Evite forzar las rodillas hacia el suelo, ya que podría provocar tensiones o lesiones. En su lugar, concéntrese en abrir gradualmente las caderas con una práctica constante.

- Si las rodillas están lejos del suelo, puede colocar una manta doblada o un cojín debajo de cada rodilla para apoyarse.

- No gire la espalda ni encorve los hombros durante la postura. Mantenga una postura erguida con la columna vertebral alargada.

- La Agnistambhasana abre profundamente las caderas, por lo que es esencial abordar la postura con paciencia y suavidad. Con el tiempo, su flexibilidad mejorará.

- Evite esta postura si se ha lesionado recientemente la rodilla o la cadera. Consulte siempre a un instructor de yoga cualificado o a un profesional sanitario si tiene alguna duda o dolencia.

Asma

Con el paso de los años, la función pulmonar disminuye gradualmente y la elasticidad de los tejidos pulmonares se reduce. Estas alteraciones pueden provocar una reducción de la capacidad pulmonar y una disminución de la capacidad para expulsar el aire con eficacia, factores ambos que pueden contribuir a la manifestación de síntomas similares a los del asma. Además, los cilios responsables de eliminar la mucosidad y los residuos de las vías respiratorias se vuelven menos eficientes, lo que hace que las personas mayores sean más susceptibles a las infecciones respiratorias que pueden desencadenar o empeorar los síntomas del asma.

Las personas mayores pueden encontrarse con diversos desencadenantes ambientales que pueden exacerbar el asma. La exposición a alérgenos de interior, como los ácaros del polvo, el moho y la caspa de las mascotas, puede ser especialmente problemática en las residencias de ancianos. La contaminación del aire exterior, los irritantes respiratorios y el humo de segunda mano también pueden exacerbar los síntomas del asma en personas mayores vulnerables. Además, los cambios climáticos y los fenómenos meteorológicos extremos pueden introducir nuevos alérgenos o contaminantes, complicando aún más el tratamiento del asma en los adultos mayores.

El envejecimiento suele ir acompañado de una mayor prevalencia de comorbilidades y enfermedades crónicas. Ciertas afecciones, como la enfermedad pulmonar obstructiva crónica (EPOC) y las cardiopatías, pueden interactuar con el asma, provocando síntomas más graves o un asma difícil de controlar. Además, los medicamentos utilizados para tratar estas comorbilidades pueden tener efectos secundarios que empeoren los síntomas del asma.

La base del yoga son las técnicas de respiración controlada conocidas como Pranayama. Las personas mayores con asma pueden beneficiarse considerablemente de las prácticas de Pranayama, ya que fomentan una respiración profunda y eficaz. Estas técnicas ayudan a ampliar la capacidad pulmonar, fortalecer los músculos respiratorios y mejorar la absorción de oxígeno, lo que mejora la función pulmonar. Con una práctica regular, las personas mayores pueden experimentar una reducción de los síntomas del asma, como falta de aliento y sibilancias, lo que contribuye a mejorar su calidad de vida.

Además, la influencia positiva del yoga sobre el sistema inmunitario puede ayudar a potenciar la capacidad del organismo para combatir las infecciones, reduciendo la probabilidad de exacerbaciones del asma provocadas por enfermedades. La práctica regular de yoga se ha asociado a un aumento de los niveles de inmunoglobulinas y células inmunitarias, lo que proporciona a las personas mayores un escudo potencial contra las infecciones que podrían agravar sus síntomas asmáticos.

Respiración por fosas nasales alternas (Anulom Vilom)

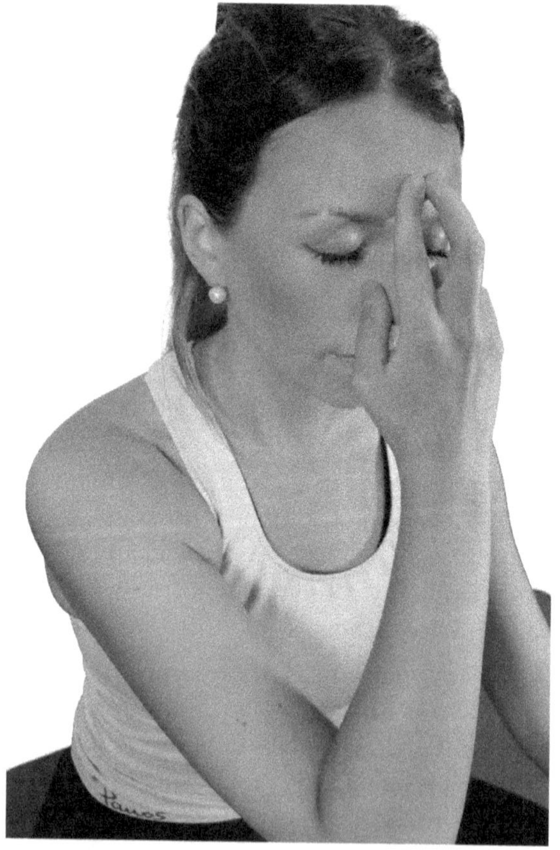

Mujer meditando sobre una esterilla de yoga

Esta práctica ayuda a equilibrar el flujo de energía y oxígeno en el cuerpo, calmando la mente y reduciendo los factores desencadenantes de los ataques de asma relacionados con el estrés.

Preparación:

1. Antes de practicar Anulom Vilom, busque un espacio cómodo y tranquilo para sentarse con las piernas cruzadas en el suelo o en una silla con la espalda recta.

2. Apoye las manos en las rodillas con las palmas hacia arriba.

3. Cierre los ojos suavemente y respire hondo unas cuantas veces para relajar el cuerpo y la mente.

Instrucciones:

1. Empiece por cerrar suavemente la fosa nasal derecha con el pulgar derecho.

2. Inhale profunda y lentamente por la fosa nasal izquierda, llenando los pulmones al máximo. Cuente hasta cuatro mientras inhala para mantener un ritmo constante.

3. Una vez completada la inhalación, utilice el dedo anular o meñique derecho para cerrar bien la fosa nasal izquierda. En este punto, ambas fosas nasales deben estar cerradas.

4. Ahora, suelte la fosa nasal derecha y exhale lenta y completamente. Intente exhalar contando hasta seis, asegurándose de que su respiración es constante y controlada.

5. Manteniendo la fosa nasal izquierda cerrada, inhale de nuevo por la fosa nasal derecha. Inhale contando hasta cuatro, llenando los pulmones de aire.

6. Una vez completada la inhalación, cierre la fosa nasal derecha con el pulgar derecho y suelte la fosa nasal izquierda. Exhale lenta y completamente por la fosa nasal izquierda, contando hasta seis al exhalar.

Repita el proceso:

Realice esta respiración nasal alterna durante al menos 5 a 10 minutos al día, aumentando gradualmente la duración a medida que se sienta más cómodo con la técnica. Para obtener mejores resultados, practique este ejercicio respiratorio por la mañana o por la noche en ayunas.

Aspectos clave:

- Mantenga una postura relajada y cómoda durante toda la práctica.
- Mantenga una respiración suave, constante y controlada durante cada inhalación y exhalación.
- La proporción entre inhalación y exhalación debe ser de 2:3, lo que significa que, si inhala contando hasta cuatro, debe exhalar contando hasta seis.
- Concéntrese en la respiración y evite cualquier respiración forzada o tensa.
- Si en algún momento se siente mareado o incómodo, interrumpa la práctica y reanude la respiración normal.

Respiración de fuego (Kapalabhati)

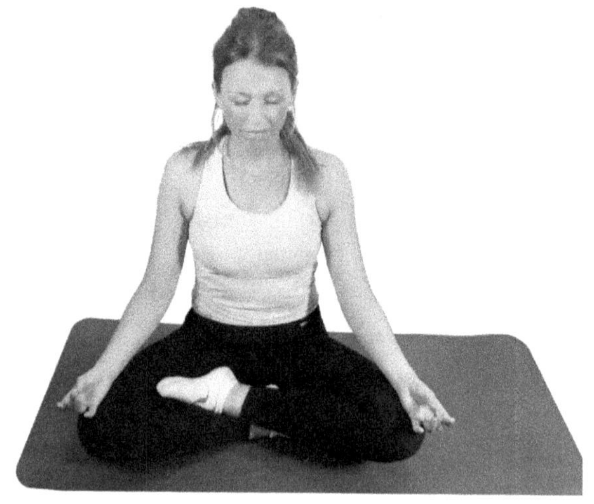

Mujer meditando

Kapalabhati es un vigorizante ejercicio de Pranayama que consiste en exhalaciones enérgicas e inhalaciones pasivas. Su práctica regular puede fortalecer los músculos respiratorios, eliminar la mucosidad de las vías respiratorias y mejorar la capacidad pulmonar, reduciendo la gravedad de los síntomas del asma.

Preparación:

1. Antes de practicar Kapalabhati, busque un lugar tranquilo y cómodo para sentarse con las piernas cruzadas sobre una esterilla o cojín de yoga.

2. Asegúrese de tener la columna recta, los hombros relajados y las manos apoyadas en las rodillas en un mudra (gesto de la mano) cómodo, como el Gyan mudra (tocar el pulgar y el índice juntos).

3. Respire hondo unas cuantas veces para relajarse y centrarse antes de empezar la práctica.

Instrucciones:

1. Empiece por inspirar profundamente por la nariz, llenando completamente los pulmones de aire.

2. A continuación, exhale con fuerza y rapidez por la nariz para expulsar el aire. Esta espiración debe ser activa y potente, contrayendo los músculos abdominales para expulsar el aire. La inhalación que sigue debe ser pasiva, permitiendo que la respiración fluya naturalmente de vuelta a los pulmones sin ningún esfuerzo.

3. Continúe este proceso de exhalación enérgica e inhalación pasiva durante 30 a 60 segundos al empezar. A medida que progrese y adquiera más fuerza y resistencia, puede ampliar gradualmente la práctica a entre uno y tres minutos.

4. Mantenga un ritmo constante durante toda la práctica. Las exhalaciones deben ser cortas y rápidas, mientras que las inhalaciones son relajadas y automáticas.

5. Concéntrese en la exhalación como esfuerzo principal en Kapalabhati.

Aspectos clave:

- Kapalabhati es una técnica de respiración purificadora del yoga que ayuda a limpiar el sistema respiratorio y a vigorizar la mente.

- La atención debe centrarse en exhalaciones enérgicas utilizando los músculos abdominales, mientras que las inhalaciones son pasivas y espontáneas.

- Evite esforzarse o utilizar una fuerza excesiva durante la práctica. Comience con periodos más cortos y vaya aumentando gradualmente a medida que adquiera más destreza.

- Las personas con problemas médicos como hipertensión, problemas cardíacos o dolor abdominal deben consultar a un

profesional sanitario antes de practicar Kapalabhati.
• Las mujeres embarazadas y las que estén en su ciclo menstrual
también deben abstenerse de practicar Kapalabhati.

Bonus: Rutinas y secuencias diarias de yoga

A través de la práctica diaria, las personas mayores pueden disfrutar sus últimos años con elegancia, resistencia y un compromiso inquebrantable con una vida de salud y armonía. Así pues, embarquémonos juntos en este viaje infinito del yoga, construyendo un legado de bienestar que brille para las generaciones venideras.

Comienzo del viaje: Preparación para la práctica

Antes de iniciarse en su rutina diaria de yoga, es esencial que cree un espacio tranquilo para usted, libre de distracciones y ruidos. Busque una habitación bien ventilada y con abundante luz natural donde pueda extender cómodamente su esterilla de yoga. Tenga cerca una silla robusta que le sirva de apoyo durante algunas posturas y escuche siempre las señales de su cuerpo, haciendo las pausas necesarias.

Posturas de calentamiento para despertar el cuerpo

La primera fase de su rutina diaria de yoga se centrará en posturas suaves de calentamiento para preparar su cuerpo para la práctica que tiene por delante. Mediante estiramientos y movimientos sencillos, pretendemos liberar tensiones y mejorar la circulación sanguínea. Recuerde mantener una respiración lenta y constante mientras realiza cada postura, creando una sensación de atención plena y relajación.

Fortalecimiento y flexibilidad: Posturas de pie

Las posturas de pie de nuestra rutina de yoga sirven de base para mejorar la fuerza, el equilibrio y la flexibilidad. Estas posturas ayudan a tonificar los músculos de las piernas, mejoran la postura y aumentan la confianza general en las actividades cotidianas.

Posturas sentadas: Cultivando la serenidad interior

Pasando a las posturas sentadas, esta parte de la rutina le permite explorar una serie de estiramientos que se centran en la columna vertebral, las caderas y la zona lumbar. Al cuidar la flexibilidad y la salud de la columna vertebral, experimentará una mejora de la postura y de la digestión, al tiempo que se fomenta una sensación de calma y tranquilidad en su interior.

Posturas restaurativas: Relajación y atención plena

A medida que nuestra rutina de yoga se acerca a su fin, le introduciremos en las posturas restaurativas y las técnicas de meditación. Estas posturas suaves están diseñadas para proporcionar una relajación profunda, permitiendo que su cuerpo y mente rejuvenezcan y se revitalicen. Con el apoyo de almohadones y mantas, experimentará una profunda sensación de confort y serenidad durante estas posturas.

Rutina y secuencia de yoga diarias

Calentamiento

Giros de cuello (Greeva Sanchalana): Siéntese cómodamente con la columna erguida. Deje caer suavemente la barbilla hacia el pecho y gire el cuello con un movimiento circular. Repita 5 veces en cada dirección.

Giros de los hombros (Skandha Chakra): Siéntese con la columna recta. Gire los hombros hacia delante y hacia arriba, luego hacia atrás y hacia abajo con un movimiento circular. Repita 5 veces en cada dirección.

Rotación de muñecas y tobillos: Extienda los brazos hacia delante y rote las muñecas en ambas direcciones. A continuación, levante los pies del suelo y gire los tobillos. Repita 5 veces en cada dirección tanto para las muñecas como para los tobillos.

Elevación de rodillas: Siéntese en el borde de una silla con los pies apoyados en el suelo. Levante una rodilla hacia el pecho y manténgala así unos segundos. Bájela y repita con la otra rodilla. Haga 5 elevaciones con cada pierna.

Círculos de cadera: Siéntese cómodamente con las manos en las caderas. Haga círculos suaves con las caderas en el sentido de las agujas del reloj y luego en sentido contrario. Repita 5 veces en cada dirección.

Posturas de yoga

Postura de la montaña (Tadasana): Colóquese de pie con los pies separados a la anchura de las caderas, los brazos a los lados y las palmas hacia delante. Estire la columna y respire profundamente. Mantenga la postura entre 30 segundos y un minuto.

Postura de la silla (Utkatasana): Colóquese de pie con los pies juntos y doble las rodillas como si estuviera sentado en una silla. Levante los brazos por encima de la cabeza. Mantenga la espalda recta y la mirada al frente. Mantenga la postura de 30 segundos a un minuto.

Postura del árbol (Vrikshasana): Colóquese erguido y desplace el peso hacia una pierna. Coloque la planta del pie opuesto en la parte interna del muslo o la pantorrilla, evitando la rodilla. Mantenga el equilibrio y coloque las manos en posición de oración en el centro del corazón. Mantenga la postura durante 30 segundos con cada pierna.

Guerrero II (Virabhadrasana II): Separe los pies, gire el pie derecho hacia fuera y doble la rodilla derecha. Estire los brazos hacia los lados, paralelos al suelo. Mire por encima de las puntas de los dedos derechos. Mantenga la postura durante 30 segundos a cada lado.

Flexión hacia delante sentado (Paschimottanasana): Siéntese con las piernas extendidas hacia delante. Inhale y extienda los brazos por encima de la cabeza. Exhale y gire las caderas hacia los pies. Mantenga la postura durante 30 segundos.

Postura del puente (Setu Bandha Sarvangasana): Túmbese boca arriba con las rodillas dobladas y los pies apoyados en el suelo. Presione los pies y los brazos contra el suelo, levantando las caderas. Mantenga la postura entre 30 segundos y un minuto.

Postura del cadáver (Shavasana): Túmbese boca arriba, con los brazos y las piernas cómodamente separados y las palmas hacia arriba. Cierre los ojos y relájese durante 5-10 minutos, concentrándose en la respiración.

Enfriamiento y meditación

Respire lenta y profundamente en posición sentada antes de concluir con la práctica. Después de un ejercicio de yoga satisfactorio con el que ha despertado el cuerpo, la mente y el espíritu, concluir la sesión con una práctica de meditación puede ser la manera perfecta de abrazar la serenidad y la paz interior que ofrece el yoga. La meditación nos permite profundizar en nuestro ser, conectando con nuestro yo interior y cosechando los profundos beneficios de toda la experiencia del yoga.

Paso 1: Buscar una postura cómoda

Elija una postura de meditación que complemente su práctica. Tradicionalmente, se utiliza la posición de "Loto" o "Medio Loto" con las piernas cruzadas, pero también puede sentarse en un cojín o una silla con la espalda recta y los hombros relajados. La clave está en encontrar una postura cómoda que le permita sentarse con una sensación de tranquilidad durante un periodo prolongado.

Paso 2: Centrar la respiración

Respire profundamente unas cuantas veces para centrarse y pasar de la práctica física a la quietud de la meditación. Inhale profundamente por la nariz, sintiendo cómo se expande el diafragma, y exhale lentamente, liberando cualquier tensión residual. Deje que su respiración se vuelva natural, observando su ritmo sin intentar controlarla.

Paso 3: Analice su cuerpo

Con los ojos cerrados, realice un escáner corporal para liberar cualquier tensión persistente. Empiece por la coronilla y descienda gradualmente hasta los dedos de los pies, prestando atención a cada parte del cuerpo. A medida que encuentre zonas de tensión, relájese conscientemente y suéltelas. Esta práctica le ayudará a establecer una conexión más profunda con su cuerpo físico y el momento presente.

Paso 4: Establezca un propósito

Durante el yoga, solemos establecer una intención al principio de la práctica. Del mismo modo, antes de meditar, establezca una meta que guíe su propósito. Puede ser algo tan sencillo como buscar la paz interior, la autocompasión o la gratitud. Deje que esta meta resuene con usted durante toda la meditación.

Paso 5: Concéntrese en su respiración

Tome aliento, utilizándolo como ancla para mantenerse conectado a tierra durante la meditación. Observe la sensación de la respiración al entrar y salir del cuerpo, notando la subida y bajada del abdomen o la sensación del aire al pasar por las fosas nasales. Cuando su mente empiece a divagar, vuelva a centrarse en la respiración.

Paso 6: Cultivar la atención plena

Cuando se disponga a meditar, aplique la atención plena, que implica estar totalmente presente sin juzgar. Es normal que surjan pensamientos. Reconózcalos, pero evite enredarse en ellos. Permítales pasar como las nubes en el cielo y vuelva a centrarse en la respiración o en el punto de atención que haya elegido.

Paso 7: Aceptar la quietud

A medida que continúe con la meditación, es posible que empiece a experimentar una sensación de quietud y tranquilidad. Abrace esta quietud y deje que le envuelva. Es en este espacio de quietud donde puede conectar con su ser interior y experimentar una profunda sensación de plenitud.

Paso 8: Cierre progresivo

Cuando se sienta preparado para concluir la meditación, vuelva a tomar conciencia del momento presente. Mueva suavemente los dedos de las manos y de los pies y respire profundamente unas cuantas veces para despertar su cuerpo. Reconozca los beneficios de su práctica y agradézcase por dedicar este tiempo al autocuidado y la introspección.

Paso 9: Cerrar la práctica

Concluya la práctica de meditación con un gesto de cierre, como juntar las palmas de las manos en el centro del corazón en posición de oración. Tómese un momento para expresar gratitud por la experiencia y por sí mismo, honrando el esfuerzo que ha puesto en su práctica de yoga y meditación.

Combinar el yoga con la meditación crea una experiencia armoniosa y transformadora tanto para el cuerpo como para la mente. Siguiendo estas **Instrucciones** paso a paso, puede cerrar con gracia su práctica de yoga con la meditación, permitiendo que los beneficios de la atención plena y la autoconciencia impregnen su vida diaria. Abrace este viaje interior lleno de alma y que su práctica de meditación se profundice con cada respiración consciente.

Dieta y nutrición

Al embarcarse en el viaje de la práctica del yoga, es esencial prestar atención a su dieta y nutrición para apoyar su bienestar general y aumentar los beneficios del yoga. Una dieta equilibrada y rica en nutrientes puede ayudar a mantener los niveles de energía, promover la salud de las articulaciones, controlar el estrés y mejorar la claridad mental. Exploremos algunos consejos dietéticos clave para que las personas mayores complementen su práctica de yoga:

Manténgase hidratado

La hidratación es crucial para todos, pero especialmente para las personas mayores que practican actividades físicas como el yoga. La deshidratación puede reducir la flexibilidad y provocar mareos o calambres musculares durante las sesiones de yoga. Intente beber al menos de 8 a 10 vasos de agua al día. Las infusiones de hierbas y el agua natural con infusión de frutas también son buenas opciones para hidratarse. Crear un hábito lleva tiempo, pero una vez que se convierte en algo natural, mantenerse hidratado resulta más fácil. Intente vincular el consumo de agua con actividades diarias específicas, como las comidas o la toma de medicamentos. De este modo, será más probable que nos acordemos de hidratarnos constantemente.

Ponga énfasis en los alimentos integrales

Las personas mayores deben centrarse en el consumo de alimentos integrales, incluyendo una variedad de frutas frescas, verduras, cereales integrales, proteínas magras y grasas saludables. Estos alimentos están repletos de nutrientes esenciales, vitaminas y minerales que favorecen la salud general y proporcionan el combustible necesario para la práctica del yoga. Asegúrese de que su plato sea una mezcla vibrante de frutas y verduras de colores. Cada color representa un conjunto único de nutrientes, antioxidantes y propiedades beneficiosas para la salud. Intente consumir al menos cinco raciones de fruta y verdura al día, incluidas las verduras de hoja verde como las espinacas, la col rizada y la berza, que están repletas de vitaminas y minerales esenciales.

Cambie los cereales refinados por cereales integrales como la quinoa, el arroz integral, la avena y el trigo integral. Los cereales integrales son ricos en fibra, que facilita la digestión, regula los niveles de azúcar en sangre y reduce el riesgo de enfermedades cardiacas. Estos cereales también proporcionan energía de larga duración para mantenerte activo durante todo el día. Incorpore a su dieta grasas saludables como aguacates, frutos secos, semillas y aceite de oliva. Estas grasas contribuyen a la absorción de nutrientes, favorecen la salud cerebral y reducen la inflamación. Sin embargo, tenga en cuenta el tamaño de las porciones, ya que las grasas son densas en calorías.

Aumente la ingesta de proteínas

Las proteínas son esenciales para mantener la masa muscular y la salud de las articulaciones, lo que es cada vez más importante a medida que envejecemos. Haga un esfuerzo consciente por incorporar alimentos ricos en proteínas en cada comida.

Elija tentempiés ricos en proteínas para mantener sus niveles de energía estables a lo largo del día. Opte por opciones como frutos secos, semillas, edamame o barritas de proteínas con bajo contenido en azúcares añadidos. Estos tentempiés son fáciles de llevar y perfectos para saciar el hambre entre comidas. Para las personas mayores con preferencias o restricciones dietéticas específicas, las proteínas vegetales son una opción excelente. Incorpore a su dieta diversas fuentes de proteínas vegetales como la quinoa, las semillas de chía, los garbanzos y el tempeh para diversificar su ingesta de nutrientes.

Priorice el calcio y la vitamina D

En primer lugar, las personas mayores deben esforzarse por alcanzar la ingesta diaria recomendada de calcio y vitamina D. Los Institutos Nacionales de la Salud (NIH) sugieren una ingesta diaria de 1.200 miligramos (mg) de calcio para las mujeres mayores de 50 años y los hombres mayores de 70, y de 1.000 mg para los hombres de entre 50 y 70 años. Además, se recomienda una ingesta diaria de 800 unidades internacionales (UI) de vitamina D para las personas mayores de 50 años.

Para satisfacer las necesidades diarias de calcio, los mayores deben incorporar a su dieta alimentos ricos en calcio. Los productos lácteos como la leche, el yogur y el queso son excelentes fuentes de calcio. Las personas con intolerancia a la lactosa pueden optar por alternativas no lácteas, como la leche de almendras enriquecida o la leche de soja. Además, las verduras de hoja verde como la col rizada, la berza y el brócoli, así como el pescado en conserva con espinas blandas como el salmón y las sardinas, también son ricos en calcio.

Las personas mayores deben procurar exponerse regularmente a la luz solar, ya que la piel puede producir vitamina D cuando se expone al sol. Pasar unos 10-15 minutos al sol a media mañana o a última hora de la tarde, al menos tres veces por semana, puede ayudar a aumentar los niveles de vitamina D. Sin embargo, es esencial equilibrar la exposición al sol para evitar quemaduras y daños en la piel, sobre todo en climas cálidos. Para las personas mayores que tienen una exposición al sol limitada o dificultades para absorber la vitamina D de los alimentos, puede ser necesario tomar suplementos de vitamina D. Consulte con un profesional sanitario para determinar la dosis adecuada en función de las necesidades individuales y las condiciones de salud.

Limite los alimentos procesados y azucarados

Los alimentos procesados y azucarados ofrecen poco valor nutritivo y pueden provocar inflamación y bajones de energía. Reduzca el consumo de aperitivos azucarados, bebidas azucaradas y alimentos procesados con alto contenido en grasas poco saludables. En su lugar, opte por edulcorantes naturales como la miel o el sirope de arce y céntrese en las grasas saludables procedentes de fuentes como el aguacate, los frutos secos y el aceite de oliva. Tómese su tiempo para leer las etiquetas de los alimentos antes de comprarlos. Evite los productos con azúcares añadidos, conservantes artificiales y altos niveles de sodio. Opte por alimentos con listas de ingredientes más cortas, lo que indica una naturaleza menos procesada.

Considere los alimentos antiinflamatorios

La inflamación puede exacerbar el dolor articular y otros problemas relacionados con la edad. Incorpore a la dieta alimentos antiinflamatorios como la cúrcuma, el jengibre, el ajo y los ácidos grasos omega-3 del pescado o las semillas de lino. Incorporar a la dieta alimentos ricos en probióticos como el yogur, el kéfir, el chucrut y el kimchi. Estos alimentos favorecen un microbioma intestinal sano, lo que reduce la inflamación y mejora la digestión. Disfrute del chocolate negro con al menos un 70% de contenido de cacao. Contiene flavonoides con propiedades antiinflamatorias y antioxidantes.

Adapte los hábitos alimentarios a la práctica del yoga

Evite las comidas pesadas justo antes de las sesiones de yoga, ya que pueden causar molestias durante la práctica. Intente tomar un tentempié ligero al menos una hora antes de la sesión de yoga. Esto le dará a su cuerpo tiempo suficiente para digerir la comida, asegurando que se siente con energía sin sentirse pesado. Opte por alimentos fáciles de digerir que proporcionen una fuente constante de energía. Un plátano maduro es una opción excelente, ya que contiene nutrientes esenciales como el potasio, que puede prevenir los calambres musculares y favorecer el buen funcionamiento de los músculos durante la práctica. Si prefiere una alternativa con frutos secos, tome un puñadito de frutos secos crudos y sin sal, como almendras o nueces. Los frutos secos están repletos de grasas saludables, proteínas y fibra, que pueden mantener sus niveles de energía y mantener el hambre a raya durante su sesión de yoga.

Busque asesoramiento profesional

Cada persona tiene unas necesidades dietéticas distintas y, a medida que envejece, pueden surgir problemas de salud específicos que requieran una atención especial. Por ello, es fundamental que las personas mayores pidan consejo a un dietista titulado o a un experto sanitario cualificado. De este modo, pueden desarrollar una estrategia nutricional a medida que satisfaga sus necesidades específicas y complemente a la perfección su rutina de yoga.

Dado que la salud y el bienestar de cada anciano son únicos, un dietista titulado o un profesional sanitario puede evaluar con precisión sus necesidades nutricionales y tener en cuenta cualquier afección médica existente. Este enfoque personalizado garantiza que la dieta de la persona mayor se ajuste a sus necesidades físicas y le ayude a mantener una salud y una vitalidad óptimas durante sus años dorados.

Además, la integración de la práctica del yoga en su estilo de vida puede ser increíblemente beneficiosa para las personas mayores. Cuando se combina con un plan de nutrición adecuado, mejora aún más su calidad de vida en general y promueve una sinergia armoniosa entre su cuerpo y su mente.

Durante la consulta con el dietista o el experto sanitario, las personas mayores pueden hablar abiertamente de sus preferencias dietéticas, sus alergias o intolerancias alimentarias y sus hábitos de vida. Teniendo en cuenta estos factores, el profesional puede crear un plan de comidas completo y agradable que se ajuste a sus objetivos de salud y apoye su práctica del yoga.

Además, un plan de nutrición personalizado tiene en cuenta las necesidades específicas de nutrientes que los mayores pueden necesitar en mayor cantidad, como calcio y vitamina D para favorecer la salud ósea o antioxidantes para combatir el estrés oxidativo. Este enfoque específico garantiza que las personas mayores reciban los nutrientes adecuados en las cantidades correctas, fomentando una mejor salud general y capacidad de recuperación.

Una nueva forma de vida

En el ámbito del yoga, el momento presente es donde se produce la verdadera transformación. Deje atrás el peso del pasado y las preocupaciones del futuro, y sumérjase plenamente en el presente. Mientras fluye en cada asana, deje ir las expectativas y los juicios, permitiéndose experimentar la belleza del ahora. Recuerde que la edad no es una limitación, sino un testimonio de la resistencia de su espíritu. Aproveche el momento, porque encierra un potencial infinito de crecimiento y rejuvenecimiento.

Adopte la esencia de la persistencia suave, donde los pequeños pasos conducen a avances significativos. Algunos días, su cuerpo puede sentirse más vibrante y ágil, mientras que otros puede anhelar descanso y restauración. Escuche los mensajes de su cuerpo y sea amable consigo mismo durante todo el proceso. Cada día que usa la esterilla, entra con valentía en el terreno del autocuidado y el autodescubrimiento.

En el apacible ritmo de la vida, donde el sol sale y se pone con armonía, se encuentra un viaje de renovación para las personas mayores a través del arte intemporal del yoga. En el espacio sagrado de una esterilla de yoga, se crea un santuario en el que la edad no es más que un número y el espíritu se eleva, liberándose de las limitaciones impuestas por el tiempo.

El yoga no es sólo un ejercicio físico; es una forma de vida, una filosofía que trasciende los límites de la edad y fomenta el despertar del alma. A medida que acumulamos la sabiduría de los años a nuestras espaldas, debemos recordar que nuestros cuerpos pueden haber envejecido, pero nuestros espíritus sólo se han vuelto más activos. El viaje del yoga comienza con la creencia de que la edad no es una restricción, sino un portal hacia un nuevo sentido de autoconciencia e iluminación.

Con cada movimiento consciente, nos despojamos del peso de antaño e invitamos a la serenidad a nuestras vidas. Abandonemos la noción de que envejecer equivale a declinar y sustituyámosla por la convicción de que es una progresión natural hacia el florecimiento de nuestro auténtico yo. Al igual que un loto emerge de las aguas turbias, abrazando los retos de la vida, nosotros también podemos florecer a pesar de las adversidades.

La respiración, la esencia de la vida, se convierte en nuestra ancla en este viaje. Con cada inhalación, damos la bienvenida a la vitalidad y la positividad; con cada exhalación, liberamos la tensión y la duda.

Al respirar en el momento presente, dejamos atrás el pasado y el futuro, saboreando la alegría de estar vivos. Con cada respiración, celebramos la fuerza y la resistencia que residen en nuestro interior.

Como personas mayores, hemos sido testigos del flujo y reflujo de la vida, y esta sabiduría experimentada sirve como un potente elixir en nuestra práctica de yoga. Aprendemos a escuchar nuestros cuerpos, respetando sus necesidades y limitaciones únicas y regocijándonos en sus habilidades milagrosas. El yoga no se trata de contorsionarnos en posturas inalcanzables, sino de apreciar nuestros cuerpos y el viaje por el que nos han llevado.

En el ámbito del yoga, la comparación no tiene cabida. Nuestro viaje es nuestro y no existe una forma correcta o incorrecta de recorrerlo. Dejamos de lado las expectativas y dejamos que nuestra práctica se desarrolle orgánicamente. Como el sol que sale cada día, abordamos nuestra práctica de yoga con dedicación, permitiéndole ser una fuente constante de inspiración, recordándonos que cada amanecer trae una nueva oportunidad de crecimiento.

La camaradería que compartimos en una clase de yoga crea una comunidad de apoyo donde nos fortalecemos unos a otros. Mientras respiramos y nos movemos al unísono, recordamos que no estamos solos en esta búsqueda de vitalidad y alegría. Juntos, nos animamos unos a otros, animamos los triunfos y ofrecemos consuelo en los momentos de desafío.

El yoga para personas mayores no se trata sólo de asanas o posturas físicas. Es una mentalidad que infunde gracia, compasión y gratitud en nuestras vidas. Aprendemos a afrontar cada día con el corazón abierto, abrazando la belleza que nos rodea y reconociendo el regalo de estar vivos. ¡Cada amanecer, cada respiración y cada estiramiento se convierte en una celebración de la vida misma!

Vea más libros escritos por Scott Hamrick

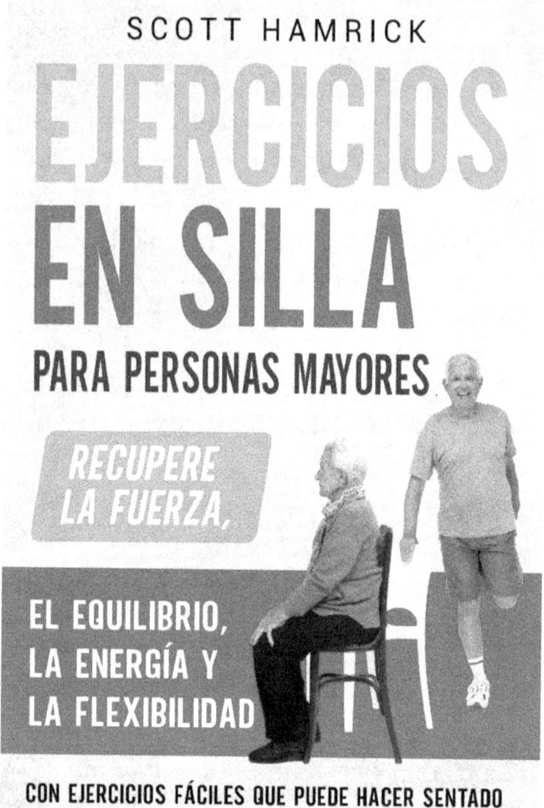

9 7 9 8 8 7 9 0 1 2 2 7 9